传承

葱姜蒜食疗妙方

食物的自然力量

陈德炤◎编著

中原农民出版社
·郑州·

图书在版编目（CIP）数据

葱姜蒜食疗妙方 / 陈德炤编著. -- 郑州 : 中原农民出版社, 2024. 9. -- ISBN 978-7-5542-3027-5

Ⅰ. R247.1

中国国家版本馆CIP数据核字第2024GY8239号

葱姜蒜食疗妙方

CONG JIANG SUAN SHILIAO MIAOFANG

出 版 人：刘宏伟
选题策划：谢珊珊
责任编辑：谢珊珊
责任校对：李秋娟
责任印制：孙 瑞
美术编辑：耿晨露

出版发行：中原农民出版社
地址：河南自贸试验区郑州片区（郑东）祥盛街 27 号 7 层
电话：0371-65713859（发行部）　　0371-65788879（医卫编辑部）
经　　销：全国新华书店
印　　刷：河南省诚和印制有限公司
开　　本：710 mm×1010 mm　1/16
印　　张：6.5
字　　数：77 千字
版　　次：2024 年 9 月第 1 版
印　　次：2024 年 9 月第 1 次印刷
定　　价：29.00 元

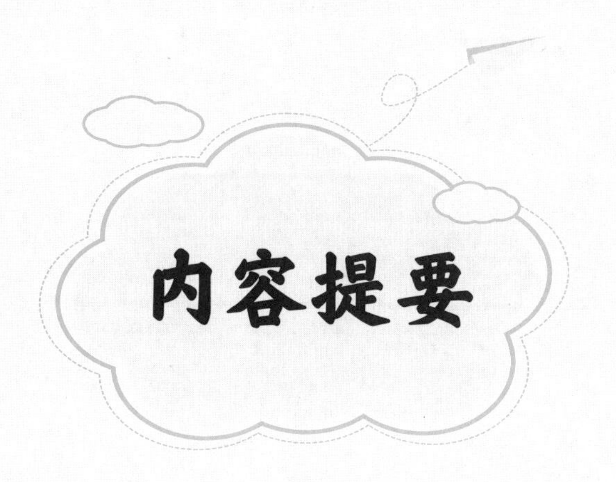

内容提要

中医食疗在健康和养生领域一直具有极高的地位和价值，由于其注重整体性、安全性、经济性、无痛苦性，以及能增强体质、辅助治疗疾病等方面的优点，而越来越成为一种受欢迎的养生和治疗方式。

俗话说，“常吃葱，人轻松”“冬吃萝卜夏吃姜，不劳医生开处方”“吃肉不吃蒜，营养减一半”。葱、姜、蒜在日常饮食中是不可缺少的调味品，其在治病保健方面的功效也越来越得到大家的肯定。通过合理的食材搭配与制作方式，它们不仅可以为我们提供营养与美味，还对很多疾病有一定的预防及食疗效果。本书分别介绍了葱、姜、蒜的营养成分、健康功效、食用宜忌，以及调养食疗方，如治感冒的花生葱白汤，治痛经的丹参葱糖饮，治鼻炎的苍耳葱茶饮等。愿本书能助您和家人平安健康！

前言

葱、姜、蒜不光是烹饪菜肴的调味佳品，也是祖国医学中的良药，具有很好的治病保健作用。在世界其他地方，葱、姜、蒜的应用同样受到重视。在种植大葱的国家中，除了中国、美国和印度外，埃及、法国、荷兰、伊朗等国也将葱广泛应用于各种传统美食中，为菜肴增添了独特的魅力。生姜原产于亚洲的热带和亚热带地区，我国早在春秋时期就已经栽培。中国、印度、尼日利亚、印度尼西亚等国家都是生姜的重要产区。印度、日本、英国等常把姜应用于疾病治疗与料理制作上。大蒜在西汉时从西域传入中国，后传入日本和南亚地区及非洲、南美洲、北美洲，在世界各地广泛栽培。在古希腊，运动员将大蒜作为保健食品，古罗马人用大蒜治疗寄生虫、伤风、哮喘、麻疹、惊厥等疾病。公元5世纪，印度人还发现吃大蒜能增强智力，使嗓音洪亮。目前，大蒜素已被广泛应用于调节血脂、降血压、抗肿瘤、提高免疫力等方面。

一提起葱，人们首先想到的可能就是“小葱拌豆腐”“大葱蘸酱”“大葱蒸鱼”“京酱肉丝”等佳肴。俗话说：“常吃葱，人轻松。”而葱的药用价值在古医籍中就早有记载。明代医药学家李时珍在《本草纲目》中写道：葱又名“芤”“菜伯”“和事草”“鹿胎”，以及“葱乃释家五荤之一。生辛散，熟甘温，外实中空，肺之菜也，肺病宜食之”。书中就记载了用葱治病的药方54个，可治数十种病。葱分为普通大葱、分葱、胡葱、楼葱、洋角葱等。在北方，人们主要食用普通大葱。大葱有许多品种，如山东的章丘大葱，北京的高脚白大葱。在南方，人们主要食用细香葱。祖国医学认为，葱味辛、性温，无毒，生则辛散，熟则甘温。葱白有发汗解表、利尿、解毒、通气、理气、活血的功效，主治寒热头痛、阴寒腹痛、虫积内阻、二便不通、痢疾、痈肿等。葱叶能利五脏，具有祛风发汗、解毒消肿之功，主治感冒风寒、头痛鼻塞、身热无汗、中风、面目浮肿、疮痈、肿痛等。葱汁可散瘀血、止痛、解毒、驱虫，内服可治头痛、衄血、尿血、虫积，外敷可治痈肿、跌打损伤等。葱根（葱须）性平，可解一切鱼肉之毒，治疗风寒头痛、喉疮、冻伤、痔疮等。

姜是常用的烹饪调味品，能去腥膻、增进食欲、促进消化。现在还常被做成姜片、姜糖等零食食用。姜是一味良药，具有很好的治病保健功效。俗话说“冬吃萝卜夏吃姜，不劳医生开药方”“家备小姜，小病不慌”“四季吃生姜，百病一扫光”“早吃三片姜，胜过人参汤”。李时珍说，姜“可蔬可和，可果可药，其利博矣。凡早行山行，宜含一块，不犯雾露清湿之气及山岚不正之邪”。中医认为，姜辛温，有发表散寒、温中止呕、祛痰止咳、和胃等功效。中药用姜有生姜、干姜、煨姜、炮姜、姜皮之别。将生姜捣汁冲服或煎汤内服，可解鱼蟹毒。生姜配鲜竹沥水可治中风痰迷、口噤不语等症。生姜煮熟后刺激性较小，能温中祛寒，可治胃寒腹痛。姜皮味辛、性凉，有行水之效，临床配茯苓皮、桑白皮、五加皮、大腹皮等中药可治皮表水肿。干姜能温中散寒、回阳通脉、温肺化饮，可治寒性吐泻、脘腹冷痛、肢冷脉微、痰饮喘咳等。炮姜能温中止痛、温经止血，用于脾胃虚寒、腹痛吐泻、吐衄崩漏、阳虚失血等。

大蒜为百合科植物，俗话说“吃肉不吃蒜，营养减一半”。《本草纲目》中载，“大、小二蒜皆八月种。春食苗，夏初食薹，五月食根，秋月收种。北人不可一日无者也”。除了和其他食材一起烹饪外，大蒜还可以做成烤蒜头、腊八蒜、糖醋蒜等食用。祖国医学认为，大蒜味辛、性温，归脾、胃、肺经，具有解毒消肿、杀虫、止痢、行气消滞、暖胃健脾等功效。主要用于痈肿疮毒、癣疮瘙痒、泄泻、肺结核、顿咳、钩虫病、蛲虫病等。在夏秋季节，每日吃几瓣大蒜，还可以预防消化道传染病，如痢疾和肠炎。冬春季节吃大蒜，还能预防呼吸道传染病，如感冒和流行性脑脊髓膜炎。大蒜有“血管清道夫”的美誉，可帮助降低血液中的胆固醇含量，清洁血液，防治心血管系统疾病。李时珍在《本草纲目》中说，大蒜“其气熏烈，能通五脏，达诸窍，去寒湿，辟邪恶，消痈肿，化癥积肉食”。而大蒜防病治病的作用与其所含的一些特有成分密切相关。用大蒜做成的中药制剂有胶囊、口服液、精油、滴丸等多种剂型，在临床治疗心脑血管疾病、感染性疾病时多被应用。用大蒜浸液保留灌肠可治疗细菌性痢疾和阿米巴痢疾，用大剂量熟蒜或新鲜大蒜实施蒜气吸入法可治疗肺结核，口服大蒜浸剂可治疗肺炎及百日咳，大蒜制剂可治疗脑膜炎及脑炎，10%大蒜糖浆可治疗痢疾，新鲜生蒜提取物可预防流感等。而且许多治疗方法在医院及家里皆可应用。

葱、姜、蒜是居家必备之品，为了帮助大家合理科学地食用葱、姜、蒜，本书从葱、姜、蒜的营养成分、健康功效、食用宜忌及调养食疗方四个方面进行讲述，希望能帮助大家更多地了解一些葱、姜、蒜的医疗保健知识，并将之运用于日常生活中，从而进一步提高生活质量。

目录

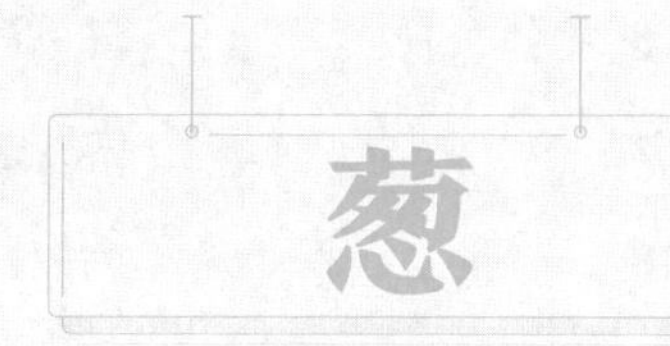

葱

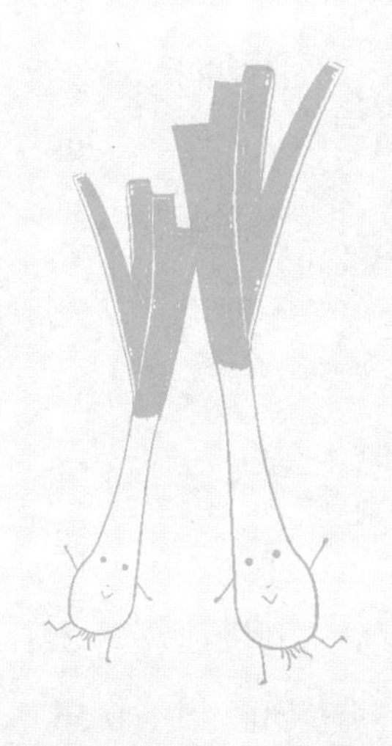

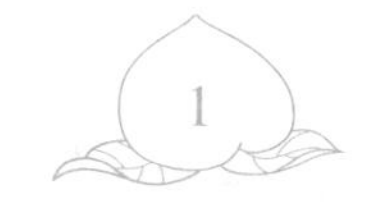

姜

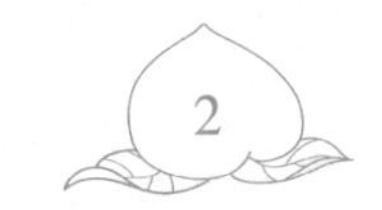

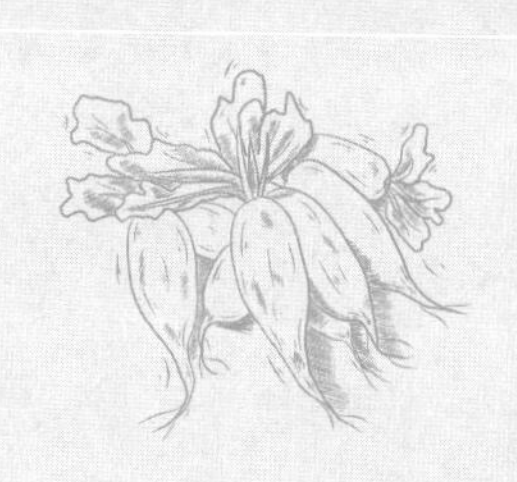

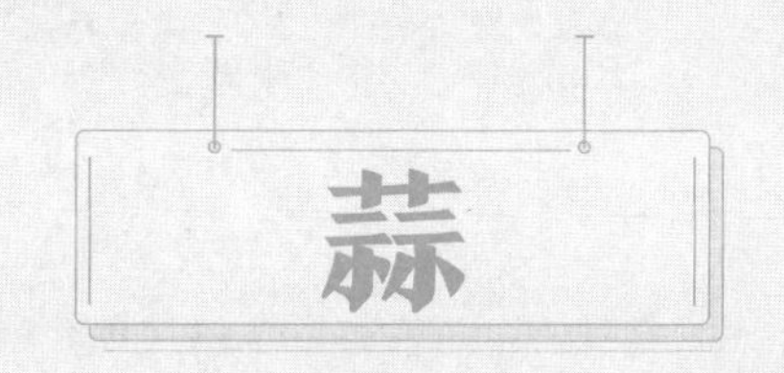

蒜

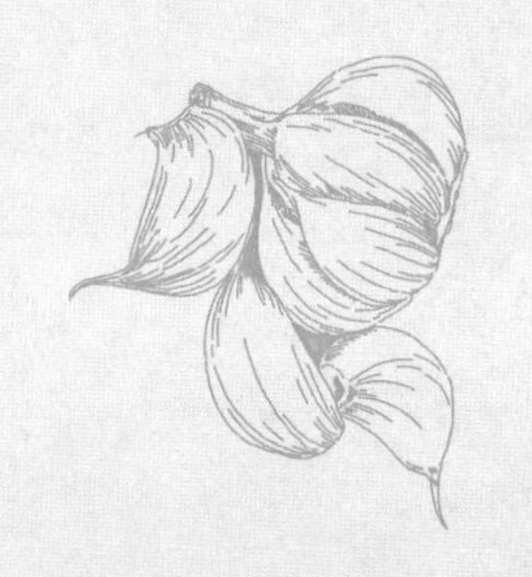

葱

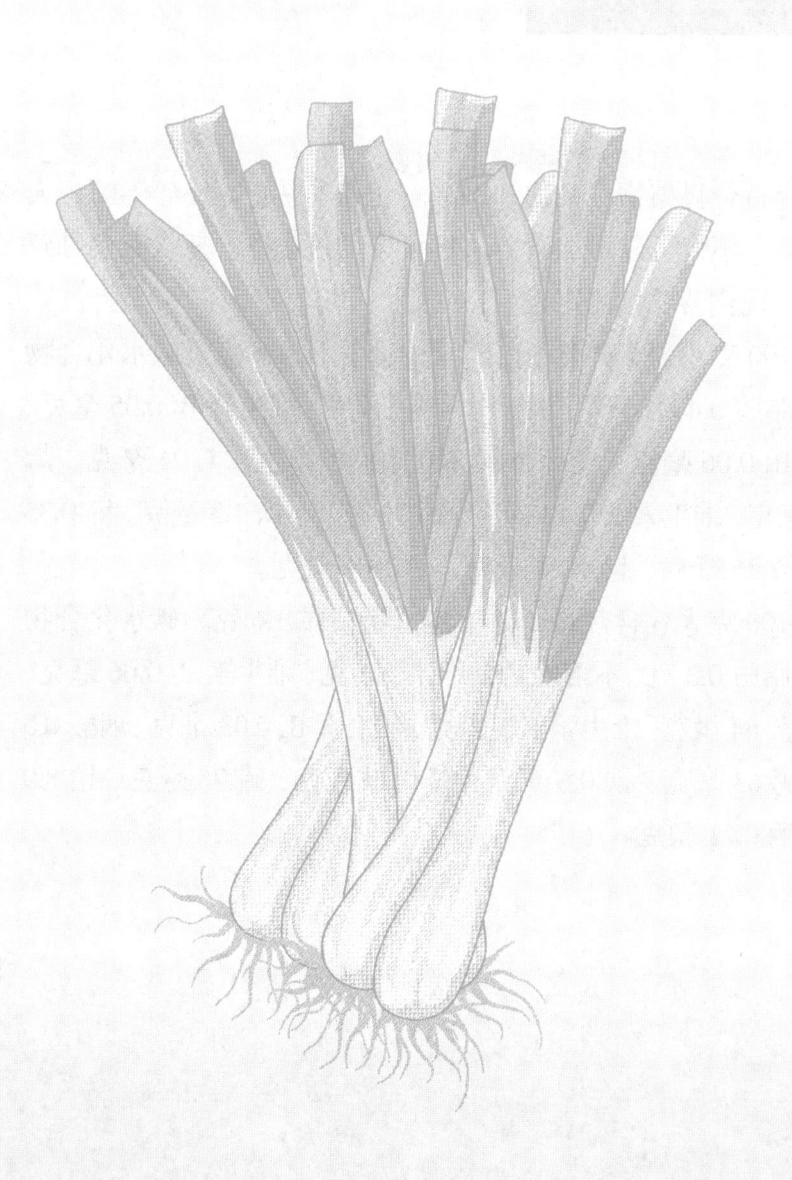

营养成分

葱是百合科植物，又称和事草。它四季常青，终年不断。人们食用葱，不仅可以增加营养，还可以增进食欲。葱含有多种营养物质，现代营养学测定表明：

每 100 克小葱含热量 112 千焦、蛋白质 1.6 克、碳水化合物 4.9 克、脂肪 0.4 克、不溶性膳食纤维 1.4 克、维生素 B_1 0.05 毫克、维生素 B_2 0.06 毫克、胡萝卜素 840 微克、维生素 C 21 毫克、烟酸 0.4 毫克、维生素 E 0.49 毫克、钙 72 毫克、铁 1.3 毫克、锌 0.35 毫克、磷 26 毫克、钠 10.4 毫克、硒 1.06 微克。

每 100 克大葱含热量 115 千焦、蛋白质 1.6 克、碳水化合物 5.8 克、脂肪 0.3 克、不溶性膳食纤维 2.2 克、维生素 B_1 0.06 毫克、胡萝卜素 64 微克、维生素 C 3 毫克、维生素 B_2 0.03 毫克、烟酸 0.5 毫克、钙 63 毫克、铁 0.6 毫克、锌 0.29 毫克、磷 25 毫克、钠 8.9 毫克、硒 0.21 微克。

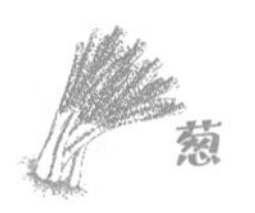

健康功效

北方有句俗话:“大葱蘸酱，越吃越胖。”葱能提高人的消化功能，能把人体胃肠积下的污垢、浊气清除出去，还能增强体质，预防冬春季节呼吸道传染病。患有心血管疾病的人,因体弱怕冷、容易感冒，更可多吃。葱还在人体内从事加油的工作，多吃些葱还可以补充能量。具体来说，葱对人体的健康功效体现在以下几方面:

增强人体免疫功能。葱能补充人体所需要的蛋白质、碳水化合物、脂肪、维生素、矿物质等多种营养成分，对保持人体营养平衡和增强免疫力有重要作用。

抗菌抗病毒。葱中含有挥发性蒜辣素，这种成分可以杀死病菌、抵御病毒，特别是对痢疾杆菌和皮肤真菌的抑制效果较好。因此，经常食用葱可以帮助人体抗菌抗病毒。

预防心血管疾病。葱中的前列腺素 A 是一种较强的血管扩张剂，能激活溶血纤维蛋白活性成分，降低人体外周血管和心脏冠状动脉的阻力，促进血液循环，并能促进钠盐等物质的排泄，从而具有降低血压和预防血栓形成的作用，有益于心血管健康。

促进消化。葱的辛辣气味可以刺激消化液分泌，加快胃肠蠕动，促进食物消化、吸收。同时，葱还能祛除腥膻等油腻厚味菜肴中的异味、产生特殊香气，增进食欲，对消化不良、食欲减退等病症有一定的缓解作用。

发汗散热。葱的辛辣气味和挥发油等有效成分，具有刺激身体汗腺、促进发汗散热的作用，对风寒感冒、阴寒腹痛以及腹泻等病症有一定的改善作用。

防癌抗癌。葱中所含的硒元素可以降低胃液内的亚硝酸盐含量，对预防胃癌有一定的作用，其还含有一种果胶物质，能够降低患结肠癌的概率。同时，葱内的蒜辣素也可以抑制癌细胞的生长，对预防癌症有一定的作用。

食用宜忌

虽然葱具有多种健康功效，但并不是所有人都适合食用，尤其是对于某些特定疾病的患者，最好在医生指导下食用。食用葱时需要注意以下几点：

适量食用。过量食用葱可能导致胃肠道不适，如腹胀、腹泻等症状。因此在日常饮食中，应适量食用葱。

合理搭配食物。葱虽然是一种常用的调味料，但并非所有食物都适合与葱搭配食用。例如蜂蜜，因为蜂蜜中的酶类物质

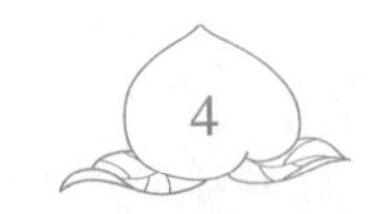

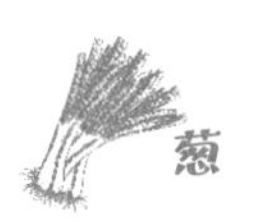

与葱中的某些成分结合，会发生反应，产生对人体有害的物质，容易导致呕吐、腹泻等症状。因此，尽量不要将葱与蜂蜜同食，并且食用葱后不宜立即食用蜂蜜，应间隔一段时间再食用。如果不确定某种食物是否可以与葱搭配食用,最好咨询营养师或医生。

注意烹饪方法。烹饪葱时，应注意合理利用葱的不同部位。例如，炖汤时可以使用葱段，而炒菜时则可以使用葱叶。此外，烹饪时间也不宜过长，以免营养成分流失。还要注意不宜将葱在水中长时间浸泡。

注意人群适宜性。虽然葱对大多数人有益，但有些人可能不适合食用葱。例如，患有胃肠道疾病的人、体虚多汗的人、有腋臭的人、正在服用清内热药物的人等应慎食或忌食葱。对葱过敏的人也应避免食用。另外，孕妇、哺乳期妇女、儿童等特殊人群也应注意少食用葱。

调养食疗方

感　冒

妙方一　大葱生姜饮

［材料］葱白 3 根，生姜 3 片。

［做法］将上述材料洗净，放入锅中，加水适量，大火煮沸后改小火煮 5 分钟即可。

［大夫叮嘱］本方适用于风寒感冒的治疗与预防。风热感冒者不宜服用。

妙方二　香葱饮

［材料］香菜根、葱根、白菜根各等量，红糖适量。

［做法］将香菜根、葱根、白菜根洗净，一起放入锅中，加水适量，大火煮沸后改小火煮 10 ~ 15 分钟，加入红糖即可。

［大夫叮嘱］本方有发汗解表、通鼻窍的功效，适用于风寒感冒。

妙方三 葱醋粥

〔材料〕连根葱白 15 根，大米 50 克，香米醋 5 毫升。

〔做法〕连根葱白洗净后，切成小段。把大米淘洗后放入锅中，加水适量，用大火煮沸，然后加入葱段，按常法煮成稀粥。粥将熟时，加入香米醋，稍搅即可。

〔大夫叮嘱〕本方具有发汗解表的功效，适用于小儿风寒感冒。

妙方四 神仙粥

〔材料〕连根葱白 6 根，生姜 5 片，米醋 15 毫升，糯米 100 克。

〔做法〕将连根葱白洗净拍破，与淘洗后的糯米、生姜一起放入锅中，加水 1 000 毫升，按常法煮粥，煮至米烂，加入米醋即可。

〔大夫叮嘱〕喜食甜者可加糖服食。本方适用于感冒初起的头痛发热。风热感冒者不宜服用。

妙方五 花生葱白汤

〔材料〕花生壳 20 个，连根葱白 3 根。

〔做法〕将上述材料用清水洗净，放入锅中，加水适量，大火煮沸后改小火煮 15 分钟即可。

〔大夫叮嘱〕患者应趁热饮用，加衣盖被，令头身微微出汗。本方适用于风寒感冒，症见发热、头痛、咳嗽、无汗。如果伴有呕吐、恶心，可在此方中加生姜 4 片共煮。若兼有咽痛、咳嗽，水煮时再加鸭梨数片。

妙方六 葱豉黄酒汤

〔材料〕淡豆豉 15 克，葱根 30 克，黄酒 50 毫升。

〔做法〕淡豆豉放入锅中，加水适量，煎煮 10 分钟，再加洗净的葱根，继续煎煮 5 分钟，最后加黄酒即可。

〔大夫叮嘱〕本方适用于风寒感冒，症见发热、头痛、虚烦、无汗，并兼有呕恶、腹痛、泄泻等。

妙方七 生葱茶

〔材料〕茶叶 10 克，生葱根 3 个，金银花 5 克。

〔做法〕将上述材料放入杯中，用适量开水冲泡即可。

〔大夫叮嘱〕代茶饮用。本方具有散热解表、清热解毒的功效，适用于风热感冒。

妙方八 葱姜糊

〔材料〕葱白、生姜各 15 克，盐少许。

〔做法〕将葱白、生姜与盐一起捣成糊状，用布包好。

〔大夫叮嘱〕用葱姜糊涂擦手心、脚心、前胸、后背及肘窝、腋窝 。本方适用于风寒感冒，可发汗退热。风热感冒不宜服用。

妙方九 葱蒜茶

〔材料〕葱白 500 克，大蒜 250 克。

〔做法〕将葱白、大蒜切碎，放入锅中，加水 2 000 毫升，大火煮沸后改小火煮 5 分钟即可。

〔大夫叮嘱〕代茶饮用。本方可预防流感。但本方不宜长期饮用，阴虚内热者慎用。

妙方十 葱白熏蒸方

［材料］葱白 3 根。

［做法］将葱白切碎，放入杯中，开水冲泡即可。利用其热气熏蒸鼻咽。

［大夫叮嘱］本方适用于小儿风寒感冒、鼻塞流涕。使用时注意掌握好温度，以免烫伤。

妙方十一 葱枣姜米鸡肉煲

［材料］葱白 30 克，鸡肉（连骨）500 克，芫荽 10 克，大枣 6 个，生姜 15 克，粳米 100 克。

［做法］将葱白、芫荽洗净，切碎。大枣去核，粳米洗净。生姜去皮，拍扁，切碎。鸡肉洗净，切块。将鸡肉、粳米、生姜、大枣放入锅中，加水适量，大火煮沸后改小火煮 1 小时，粥成后放入葱白、芫荽即可。

［大夫叮嘱］本方适用于风寒感冒。风热感冒者不宜服用。

妙方十二 葱豉豆腐汤

［材料］豆腐 2～4 块，淡豆豉 12 克，葱白 1 根，盐、油、味精各适量。

［做法］将淡豆豉洗净，葱白洗净、拍扁、切段。把锅置火上，加油，烧至七成热，放入豆腐略煎，然后放入淡豆豉，加水适量，大火煮沸后改小火煮约半小时，放入葱白、盐、味精即可。

［大夫叮嘱］患者应趁热服用。本方口味清淡，能发散风寒、芳香通窍。适用于风寒感冒。患者发汗后注意避风。

妙方十三 鸭蛋清饮

〔材料〕鸭蛋清2个，葱白2段，红糖50克。

〔做法〕先将葱白及红糖放入锅中，加适量水，煮沸，然后倒入盛鸭蛋清的碗中，搅匀即可。

〔大夫叮嘱〕本方有养阴清热的功效。适用于感冒咳嗽、声音嘶哑、咽喉肿痛等。服用本方时忌食辛辣刺激性食物。

妙方十四 姜葱梨鸡蛋

〔材料〕梨120克，生姜15克，葱白15克，鸡蛋2枚。

〔做法〕将梨、生姜、葱白洗净，放入锅中，加水适量，大火煮沸后改小火煮15分钟。取2枚鸡蛋打入碗内，搅匀，用煮好的汤汁趁沸时冲入即可。

〔大夫叮嘱〕本方有解表理肺的功效。适用于感冒、咳嗽。本方应趁热服用，建议患者加衣盖被，令全身微微出汗。

咳　嗽

妙方一 葱梨煎

〔材料〕连根葱白15克，梨1个，白糖30克。

〔做法〕将连根葱白、梨洗净，放入锅中，加水适量，大火煮沸后改小火煮15分钟后，加入白糖搅匀即可。

〔大夫叮嘱〕本方具有宣肺止咳的功效。适用于受凉引起的咳嗽。服用本方时，饮食宜清淡，忌食海鲜和油腻之品。

妙方二 萝卜葱姜茶

〔材料〕萝卜1个，葱白6根，生姜15克。

〔做法〕萝卜洗净，切大块放入锅中，加水3碗，将萝卜先煮熟，再放葱白、生姜，用小火煮至约剩1碗即可。

〔大夫叮嘱〕连渣1次服完。本方具有宣肺解表、化痰止咳的功效。适用于风寒咳嗽，症见痰多泡沫，伴畏寒、身倦酸痛等。

小便不利

妙方一 葱盐热敷

〔材料〕葱白、粗盐各适量。

〔做法〕将葱白切碎，加适量粗盐炒热。将炒好的粗盐和葱白用布包住，热敷肚脐和下腹部，冷后炒热再敷。

〔大夫叮嘱〕每日可敷数次。前列腺增生、尿道狭窄、尿道结石或膀胱内肿瘤、血块堵塞膀胱口等原因都可能导致小便不利，要进一步追查原因，及时进行针对性治疗。同时注意不吃酸、腥、辣等刺激性的食物，戒烟酒，避免受凉感冒，减少房事。

妙方二 葱矾车前泥

〔材料〕葱白3根，白矾15克，车前草3棵。

〔做法〕将葱白、车前草捣碎，加入白矾，继续捣成泥状即可。

〔大夫叮嘱〕捣好的泥用布包住，敷于肚脐上，每日数次。本方对小便不利有一定的辅助治疗功效。

妙方三 葱蒜泥

［材料］大葱或大蒜300克。

［做法］将大葱或大蒜洗净后捣成泥状，用纱布包裹，敷在肚脐下耻骨上膀胱充盈处（也就是中极、关元、气海穴位），15～30分钟后取下，尝试自行排尿。

［大夫叮嘱］可在便盆内放300毫升左右开水，效果更佳。本方适用于产后尿潴留。产后尿潴留以初产妇、难产、产程长及手术助产者多见，是产后常见疾病之一。大葱或大蒜“辛香走窜”的特性可起到一定的辅助治疗作用。

痛 经

妙方一 生姜葱白当归茶

［材料］生姜、葱白、当归各10克。

［做法］将上述材料洗净，放入锅中，加水适量，大火煮沸后改小火煮15分钟左右即可。

［大夫叮嘱］本方对原发性痛经有一定的辅助治疗作用。阴虚内热或有实热者不宜服用。

妙方二 丹参葱糖饮

［材料］连根葱白7根，丹参30克，红糖适量。

［做法］将葱白、丹参放入锅中，加水适量，大火煮沸后改小火煮15分钟左右，加入红糖拌匀即可。

［大夫叮嘱］本方适用于虚寒痛经。阴虚内热或有实热者不宜服用。

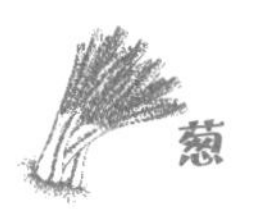

妙方三 附桂乌鸡蛋汤

［材料］附子 10 克，肉桂 6 克，胡椒 5 克，乌鸡蛋 2 枚，葱、盐、姜各适量。

［做法］将附子、肉桂、胡椒、葱、姜放入锅中，加水适量，大火煮沸后改小火煮 20 分钟左右，然后打入乌鸡蛋，放盐调味即可。

［大夫叮嘱］本方对阳虚内寒型痛经效果更佳。

妙方四 鸡肉炖黄芪阿胶

［材料］鸡肉 250 克，黄芪 30 克，阿胶 15 克，葱、姜、盐各适量。

［做法］将上述材料放入锅中，加水适量，大火煮沸后改小火煮 20 分钟左右即可。

［大夫叮嘱］本方对气血不足型痛经效果更佳。

便　秘

妙方 葱白饼

［材料］葱 50 克（连须洗净），生姜 30 克，盐 15 克，淡豆豉 6 克。

［做法］将上述材料一起捣烂制成药饼，将药饼放火上烘热即可。

［大夫叮嘱］将烘热的药饼敷于脐上，用绷带固定，冷后再加热敷之，一般 12 ~ 24 小时见效。本方适用于寒积食滞所致的便秘，症见大便艰涩、腹中冷痛、喜热怕冷、四肢不温等。

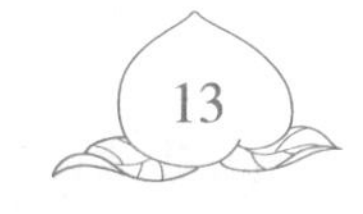

胃　痛

妙方　葱糖健胃饮

［材料］大葱根 4 个，红糖 200 克。

［做法］大葱根捣烂后放入杯中，加入红糖，冲入开水即可。

［大夫叮嘱］代茶饮用。本方适用于胃痛、胃酸过多、消化不良等。胃内有热者不宜服用。

性功能减退

妙方一　枸杞羊肾粥

［材料］枸杞叶 250 克，羊肉 60 克，羊肾 1 个，粳米 60 克，葱白 2 根，盐适量。

［做法］将新鲜羊肾剖开，去掉筋膜，洗净，切细。羊肉洗净切碎。先煮枸杞叶，去渣取汁，然后同羊肾、羊肉、粳米、葱白一起煮粥。待粥成后，入盐少许，稍煮即可。

［大夫叮嘱］本方可温肾阳，益精血。适用于阳痿，以及肾虚劳损，腰脊冷痛，头晕耳鸣，视物昏花，听力减退，夜尿频多等。外感发热、阴虚内热或痰火壅盛者忌食。

妙方二　牛肾粥

［材料］牛肾 250 克，粳米 100 克，油、五香粉、姜、葱、精盐各少许。

［做法］将牛肾洗净，去掉筋膜，切成薄片，与粳米同入砂锅中，加水 1 000 毫升左右，大火煮沸后改小火煮至肉烂粥熟，

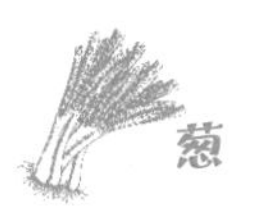

加入姜、葱、油、五香粉、精盐调味，再煮 3 ~ 5 分钟即可。

［大夫叮嘱］每日早餐空腹温热服用。本方适用于遗精、早泄、年老体弱、风湿性关节炎等。热盛、湿热、痰多者不宜食用。

妙方三 续断杜仲煲猪尾

［材料］续断 15 克，杜仲 15 克（布包），猪尾 1 ~ 2 个，姜、葱、料酒、酱油、盐各适量。

［做法］将猪尾去毛洗净，放入锅中，加续断、杜仲、姜、葱、料酒、酱油及水适量，大火煮沸后改小火炖至猪尾烂熟，加盐少许即可。

［大夫叮嘱］食猪尾饮汤，1 次服完。本方能补肾气而兴阳道，适用于肾虚阳痿。

妙方四 冬虫夏草炖甲鱼

［材料］冬虫夏草 10 克，甲鱼 1 只（约 500 克重），大枣 20 克，料酒 30 毫升，盐、味精、葱、姜、蒜各适量，鸡汤 1 000 毫升。

［做法］将宰好的甲鱼切成四块放入锅中，加水适量，用大火煮沸，捞出，割开四肢，剥去腿油，洗净。冬虫夏草洗净。大枣用开水浸泡。再将甲鱼放在汤碗中，上放冬虫夏草、大枣，加料酒、盐、葱、姜、蒜和鸡汤，上蒸笼蒸 2 小时后取出，拣去葱、姜，加味精即可。

［大夫叮嘱］本方适用于气阴两亏之阳痿，可长期食用。

贫　血

妙方一　参归炖母鸡

〔材料〕当归 15 克，党参 15 克，母鸡 1 只（约 1 500 克），葱、姜、料酒、盐各适量。

〔做法〕将母鸡去毛和内脏，洗净，然后把当归、党参放入鸡腹内，置锅中，加葱、姜、料酒、盐及水适量，大火煮沸后改小火煨炖至鸡肉烂熟即可。

〔大夫叮嘱〕本方具有益气补血的功效。适用于血虚体弱、失血过多、贫血。外感发热或邪毒未消者忌食。

妙方二　菠菜肝片

〔材料〕鲜猪肝 250 克，干木耳 25 克，菠菜叶 50 克，绍酒 40 毫升，醋 5 毫升，盐、淀粉、油、酱油各适量，葱丝、蒜片、姜末各 15 克，上汤 50 毫升。

〔做法〕将干木耳泡好备用。鲜猪肝剔去筋，洗净、切片后加入适量淀粉和盐，搅拌均匀，把酱油、绍酒、盐、醋、淀粉和上汤对成汁备用。炒锅置大火上烧热，加油，油七八成热时放入肝片滑透，用漏勺沥去余油，锅中剩油约 50 毫升，下入蒜片、姜末，略煸后放入肝片、菠菜、木耳，翻炒几下，倒入对好的汤汁炒匀，加葱丝起锅即可。

〔大夫叮嘱〕本方具有补肝养血的功效。适用于血虚、贫血。便溏及腹泻者慎食。

妙方三　当归羊肉羹

〔材料〕当归、黄芪、党参各 25 克，羊肉 500 克，葱、姜、盐、

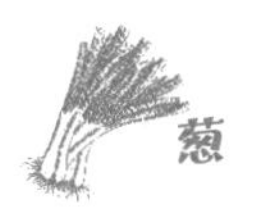

料酒、味精各适量。

〔做法〕将羊肉洗净放入锅中，当归、黄芪、党参装入纱布袋内，扎好口，放入锅中，同时将葱、姜、盐、料酒放入锅中，加水适量，先将锅置于大火上煮沸，然后用小火煨炖至肉烂即可，食用时可加味精调味。

〔大夫叮嘱〕本方具有补气养血、强壮身体的功效。适用于气血两虚、体弱久病、贫血者。阴虚火旺者慎用。

夜盲症

妙方 猪肝粥

〔材料〕新鲜猪肝 100 克，粳米 100 克，葱、姜、盐、香油、酱油各适量。

〔做法〕将新鲜猪肝洗净，切细，葱切花，姜切细末，再把猪肝、姜末同放碗内，以酱油浸之，备用；淘洗净的粳米放入锅中，加水适量，然后按常法煮粥，粥将熟时，放入猪肝和姜末，再稍煮片刻，粥熟后放入香油、盐、葱花即可。

〔大夫叮嘱〕本方具有补血、明目、养肝健脾的功效。适用于夜盲症、急慢性肝炎、目赤、贫血等。

冠心病

妙方一 藕节山楂葱根当归汤

〔材料〕藕节 15 克，山楂 30 克，葱根 10 克，当归 10 克。

〔做法〕将上述材料洗净放入锅中，加水 200 毫升，大火煮沸后改小火煮至 100 毫升即可。

〔大夫叮嘱〕冠心病患者不宜过食含胆固醇较高的食物，如

动物内脏、脑髓、肥肉、蛋黄及水产品中的贝类、鱿鱼、乌贼等；不宜饮用浓茶、咖啡、烈性酒等。饮食中应适当控制盐的摄入量。高血压、高脂血症患者亦可使用本方。

妙方二 生姜黄瓜葱白汤

〔材料〕生姜 3 克，黄瓜 100 克，葱白 3 根。

〔做法〕黄瓜洗净，切成小块备用。将生姜、葱白洗净放入锅中，加水适量，大火煮沸后改小火煮 15 分钟，冲泡黄瓜 10 分钟即可。

〔大夫叮嘱〕本方具有一定的降血压和降血脂的功效。适用于冠心病、高血压、高脂血症。

妙方三 玉竹炖猪心

〔材料〕玉竹 50 克，猪心 500 克，生姜、葱、盐、白糖、味精、香油各适量。

〔做法〕将玉竹洗净，切成段。猪心剖开，洗净血水，切成块。将玉竹、猪心、生姜、葱同置锅内煮 40 分钟，下盐、白糖、味精和香油于锅中即可。

〔大夫叮嘱〕趁热空腹分 2 次食用。本方具有很好的软化血管功效，亦适合动脉硬化患者服用。

关节炎

妙方一 枣葱梅姜汤

〔材料〕大枣 10 个，葱根 15 克，乌梅 10 克，生姜 3 片。

〔做法〕将上述材料洗净放入锅中，加水 1 碗，大火煮沸后

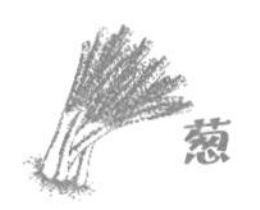

改小火煮至半碗即可。

［大夫叮嘱］喝汤吃大枣。本方具有温经通络的功效。适用于类风湿性关节炎。

妙方二 葱根蒜瓣花椒外洗液

［材料］葱根、蒜瓣、花椒各适量。

［做法］将上述材料捣烂放入锅中，加水适量，大火煮沸后改小火煮约 30 分钟，待其温热时清洗患处。

［大夫叮嘱］本方适用于风湿性关节炎。外洗液一定注意控制好温度，不可过热，以免烫伤皮肤。

妙方三 葱醋热敷液

［材料］陈醋 1 000 毫升，葱白 50 克。

［做法］将陈醋放入锅中，大火煮沸后改小火煮至 500 毫升，加入切细的葱白，再煮沸。去渣取汁，将纱布浸泡于醋液中，并趁热捞出，贴敷患处。

［大夫叮嘱］本方适用于风湿、类风湿性关节炎。注意贴敷的温度，不可过热，以免烫伤皮肤。

失 眠

妙方 葱枣汤

［材料］大葱（连根须）7 根，大枣 20 个。

［做法］大枣洗净并用水泡发，放入锅中，加水适量，大火煮沸后改小火煮 20 分钟，再加入洗净的大葱，继续以小火煮 10 分钟即可。

〔大夫叮嘱〕本方具有安神、益心气的功效。适用于神经衰弱、病后体虚、胸中烦闷、失眠多梦、记忆力减退等。表虚多汗者忌服。注意煎煮不宜过久。失眠患者要避免茶、咖啡等饮料，晚上尽量不吃不易消化的食品。同时应适当运动，增强体质，调整神经系统功能。

麻　疹

妙方　葱白敷脐泥

〔材料〕葱白数根。

〔做法〕将葱白洗净，捣烂成泥状。

〔大夫叮嘱〕将葱泥敷在肚脐上即可。本方适用于小儿麻疹不能透发。小儿在麻疹期间要注意避风。

鼻　炎

妙方一　苍耳葱茶饮

〔材料〕苍耳子 10 克，茶叶 1 撮，葱白适量。

〔做法〕将苍耳子晒干或者在新瓦上焙干，研成细末。每次将茶叶放入杯中，再加苍耳子末半汤匙，葱白切丝后也放入杯中，用开水冲泡即可。

〔大夫叮嘱〕代茶饮用。茶叶能降浊，葱白能升阳，苍耳子能通窍，故而本方可以治疗鼻炎。鼻炎是一种慢性顽固性疾病。轻者鼻塞流涕，呼吸不畅，严重者还会导致头痛、耳聋或者其他更为严重的症状，影响患者的正常休息和工作。

妙方二 葱膜贴

〔材料〕葱膜适量。

〔做法〕将葱膜贴在鼻梁位置上。感冒引起的鼻炎应该贴在鼻头的位置。

〔大夫叮嘱〕每日坚持贴葱膜半小时。可多贴几层，以使更多的汁液渗透到鼻腔内，疗效更好。本方适用于鼻炎、鼻窦炎。

耳聋

妙方 鲤鱼脑髓粥

〔材料〕鲤鱼脑髓 60 克，粳米 25 克，姜末、葱各少许。

〔做法〕鲤鱼脑髓洗净备用，把淘洗后的粳米放入锅中，加水适量，然后按常法煮粥，粥将熟时放入鲤鱼脑髓、姜末、葱，煮沸即可。

〔大夫叮嘱〕本方具有补肾健脑的功效。适用于老人耳聋、突发性耳聋。

疮疡

妙方一 姜葱大黄芒硝糊

〔材料〕生姜适量，葱白 4 根，生大黄 25 克，芒硝 15 克，白酒适量。

〔做法〕生姜捣烂取姜汁，生大黄、芒硝研末。将葱白捣烂，同生大黄末、芒硝末搅匀，再加入生姜汁和白酒调成糊状，敷于患部。

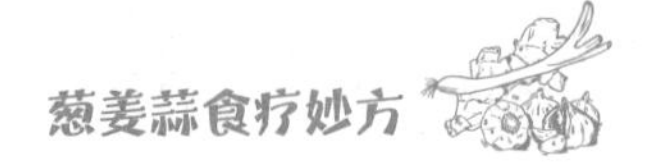

〔大夫叮嘱〕皮肤如有溃烂者则应慎用。

妙方二 葱蜜公英泥

〔材料〕老葱白、鲜蒲公英、蜂蜜各适量。

〔做法〕将葱白、蒲公英共捣成泥状，再加入蜂蜜调和均匀，外敷于患处。

〔大夫叮嘱〕本方适用于恶疮、疔毒。皮肤已溃烂者慎用。

妙方三 葱液

〔材料〕葱液（即葱叶内带黏性的汁液）适量。

〔做法〕选用新葱叶剖开，将内有黏液的一面包敷阴茎 2 小时，约 4 小时后即愈。

〔大夫叮嘱〕本方具有润燥、消肿的功效。适用于阴茎肿大。

小儿蛔虫病

妙方 葱汁菜油液

〔材料〕葱白 200 克，菜籽油 1 汤匙。

〔做法〕将葱白捣烂绞汁，调入菜籽油。

〔大夫叮嘱〕空腹服下，每日 1 次，连服 2 日。本方适用于小儿蛔虫病腹痛。如疼痛剧烈，应立即去医院诊治。

蚊虫咬伤

妙方 葱叶糊

〔材料〕大葱叶适量。

〔做法〕将大葱叶洗净，晾干后捣碎成糊状。

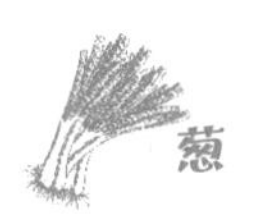

〔大夫叮嘱〕将葱叶糊直接涂于被跳蚤、蚊子、蚂蚁等昆虫所叮咬处。本方具有杀菌止痒的功效。适用于蚊虫咬伤。

跌打损伤

妙方一 葱酒消肿膏

〔材料〕葱白、白酒各适量。

〔做法〕葱白洗净捣烂，加白酒数滴即可。

〔大夫叮嘱〕直接敷于红肿部位，数日可愈。本方适用于跌打损伤引起的局部红肿、青紫。跌打损伤初期以及皮肤有破损者不能使用本方。

妙方二 葱糖止血糊

〔材料〕葱白、红糖各适量。

〔做法〕将葱白洗净晾干，与红糖一起捣成糊状。

〔大夫叮嘱〕直接敷在伤口处。本方适用于外伤出血时的急救，有条件者应立即就医。

鸡 眼

妙方 葱蒜鸡眼膏

〔材料〕葱白 1 根，独头紫皮蒜 1 个。

〔做法〕独头紫皮蒜去皮，与葱白一起洗净、晾干，再捣成糊状。

〔大夫叮嘱〕将捣好的糊直接敷在鸡眼上。本方对轻度鸡眼有效。一般 4 ~ 5 日后，鸡眼将变黑，再隔 1 ~ 2 日即可脱落。

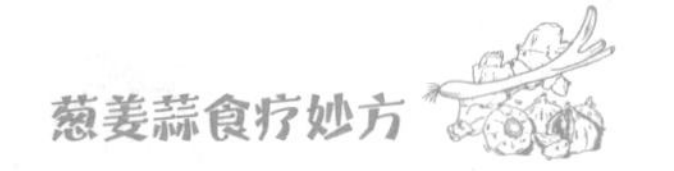

白内障

妙方 黑芝麻鱼

〔材料〕鱼肉500克,黑芝麻100克,鸡蛋2枚,葱段、生姜片、盐、味精、胡椒粉、黄酒、面粉、香油、精炼油各适量。

〔做法〕将鱼肉去皮、切片，黑芝麻洗净、晾干，鸡蛋打成鸡蛋液备用。鱼片用黄酒、盐、味精、胡椒粉、葱段、生姜片、香油拌匀，腌至入味，然后逐片蘸上面粉，再裹上鸡蛋液，撒上黑芝麻。炒锅置火上，放入精炼油，烧至五成热，将鱼片放入锅中炸，炸至两面上色，鱼肉熟透即可。

〔大夫叮嘱〕本方适用于早期白内障。白内障患者应注意房间的光亮度要适宜，并避免用眼过多，遵医嘱治疗，经常复查。

姜

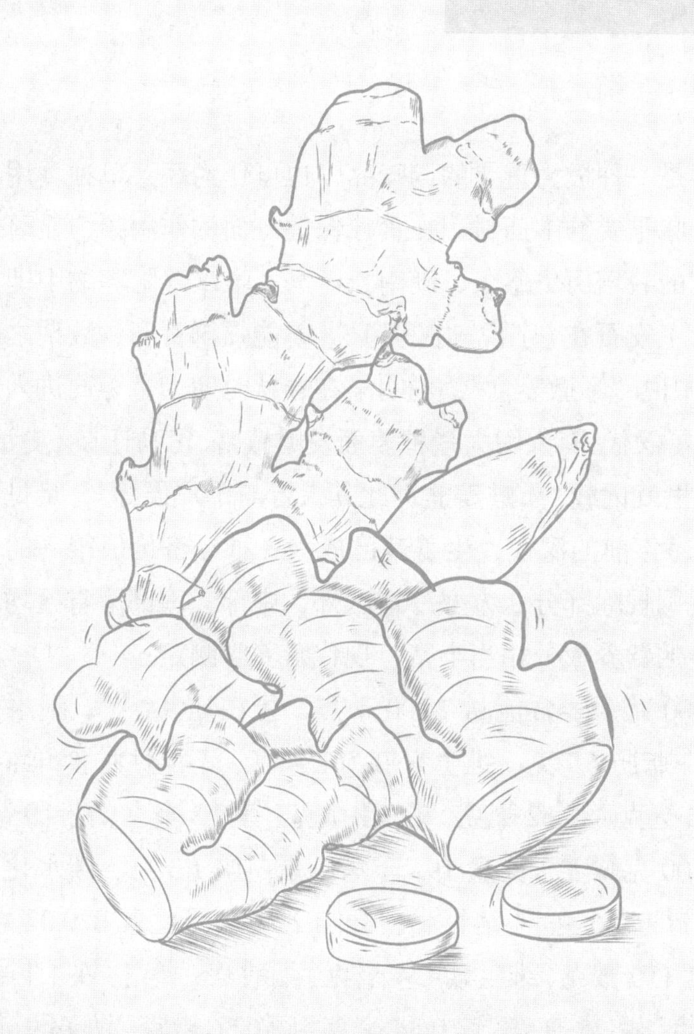

营养成分

生姜是一种极为重要的调味品，也可作为蔬菜单独食用，同时还是一味重要的中药材，在食疗保健方面的作用颇为显著。生姜在我国的栽培历史悠久，湖南长沙马王堆汉墓陪葬物中即发现有姜块。王安石在《字说》中写道："姜能强御百邪，故谓之姜。"《论语》中说"不撤姜食"，说明早在春秋时期，生姜便进入百姓食谱。到了汉代，有人因大量种姜而发财致富，司马迁在《史记·货殖列传》里就记载"千畦姜韭，此其人皆与千户侯等"，足见在距今2 000多年前的汉代，生姜就已成为一种经济价值很高的名贵蔬菜。我国现除部分北方寒冷地区外，中部、南部诸省区均有栽培。生姜的营养成分相当丰富，现代营养学测定：

每100克干姜含能量1 290千焦、蛋白质9.1克、碳水化合物64克、脂肪5.7克、维生素B_2 0.1毫克、不溶性膳食纤维17.7克、磷22毫克、钙62毫克、硒3.1微克、锌2.3毫克、钠9.9毫克。

每100克鲜姜含能量194千焦、蛋白质1.3克、碳水化合物10.3克、脂肪0.6克、不溶性膳食纤维2.7克、维生素B_1 0.02毫克、胡萝卜素170微克、维生素C 4毫克、烟酸0.8毫克、铁1.4毫克、钙27毫克、磷25毫克、锌0.34毫克、硒0.56微克、钠14.9毫克。

健康功效

生姜在我国是一种家喻户晓、老少皆知的食物，那么它到底有哪些健康功效呢？生姜作为一种常见的食材和药材，其功效广泛而多样，具体有以下几点：

解表散寒。生姜具有辛散温通的特性，能够发汗解表、祛风散寒，特别适用于治疗风寒感冒，帮助缓解感冒的症状。

健脾养胃。生姜能够入脾经和胃经，有助于改善脾胃的运化和腐熟水谷的功能，刺激唾液和胃液的分泌，增加胃肠蠕动，从而增强食欲，改善消化不良及食欲减退等症状。

温中止呕。生姜可以温中散寒，常用于治疗因寒犯中焦或脾胃虚寒引起的胃脘冷痛、食少以及呕吐等症状，素有“呕家圣药”之称。

化痰止咳。生姜可入肺经，具有温肺散寒、化痰止咳的功效，可用于治疗肺寒咳嗽、痰多。

抗氧化作用。生姜中的姜辣素具有很强的抗氧化和清除自由基的能力，有助于减轻氧化损伤和抗衰老。老年人常吃生姜，有助于去除老年斑。

促进血液循环。生姜中的姜酮等成分有助于舒张血管，

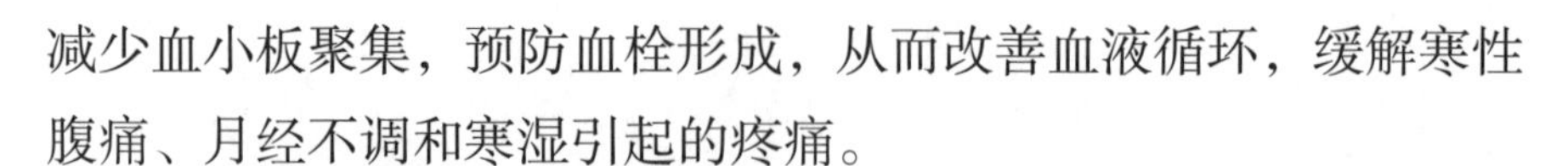

减少血小板聚集，预防血栓形成，从而改善血液循环，缓解寒性腹痛、月经不调和寒湿引起的疼痛。

杀菌解毒。生姜具有抗菌作用，特别是对沙门菌有很好的抑制作用。在夏季，食品容易受到细菌污染，适量食用生姜可起到防治急性胃肠炎的作用。此外，生姜提取液还可以抑制皮肤真菌，对于治疗各种痈肿疮毒也有效。

调节男性前列腺功能。现代临床研究发现，生姜具有调节男性前列腺的功能，对中老年前列腺疾病及性功能障碍有一定的治疗效果。

食用宜忌

生姜作为一种常见的食材和中药材，具有多种药理作用和健康功效。然而，在食用生姜时，也需要注意一些事项，以确保其安全有效地发挥功效。具体有以下几点：

适量食用。生姜属于温性食物，过量食用可能导致上火症状，如咽喉肿痛、口舌生疮等。因此在食用时，应控制生姜的用量，避免过量摄入。

注意食用时间。俗话说：“早上吃姜，胜过吃参汤；晚上吃姜，等于吃砒霜。”这是因为白天阳气旺盛，温补的食物能帮

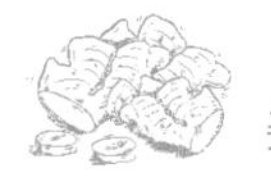

助阳气生发，所以适合吃姜。而晚上阴气旺盛，阳气要收敛，如果摄取过多温热的食物，会影响睡眠和身体的合成代谢，不利于劳累后机体的自我修复。由此可见，晚上不宜食用生姜。

注意生姜品质。在食用生姜时应注意避免食用发芽、腐烂的生姜，这些生姜可能产生有毒物质，对人体健康造成不良影响。因此，在购买和贮存生姜时要注意检查其质量，确保食用安全。

不宜去皮食用。鲜姜洗干净后即可分片或切丝，带皮食用可以更好地发挥生姜的整体功效。

注意人群适宜性。对于一些特定人群，如患有痈肿疮疖、肺炎、胃溃疡等疾病的患者，以及阴虚火旺、目赤内热者等，应谨慎食用生姜，因为生姜的辛温之性可能加重病情。在烹饪时，可以适量添加生姜以调味或增香，但不宜过量。同时，对生姜过敏的人群也应避免食用。

调养食疗方

感　冒

妙方一　炖鹌鹑

〔材料〕鹌鹑 1 只，怀山药 30 克，党参 15 克，生姜 10 克，肉桂 3 克。

〔做法〕将鹌鹑去毛和内脏，洗净，切块，与怀山药、党参、生姜、肉桂一起放入锅中，加水适量，大火煮沸后改小火煮 30 分钟即可。

〔大夫叮嘱〕本方具有温肾助阳、健脾益气的功效。适用于老年人脾虚感冒。

妙方二　姜拌汤

〔材料〕面粉、生姜（干姜也可以）、盐各适量。

〔做法〕先将适量面粉用少量水调拌后，搓成小颗粒状。再将锅置火上，加水适量，大火煮沸后放入面粉粒，并加些切碎的生姜和盐，大火煮沸后改小火煮约 30 分钟即可食用。

〔大夫叮嘱〕患者喝汤后，可盖上被子发汗。本方适用于风寒感冒。风热感冒以及汗出过多者不宜食用。

妙方三 姜糖茶

〔材料〕生姜 10 片，茶叶 7 克，红糖 15 克。

〔做法〕将生姜片放入锅中，加茶叶、水适量，大火煮沸后改小火煮约 10 分钟，再加入红糖溶化。

〔大夫叮嘱〕本方适用于风寒感冒，症见咳嗽、怕冷等。风热感冒者不宜食用。

妙方四 五神茶

〔材料〕荆芥 10 克，紫苏叶 10 克，茶叶 6 克，生姜 10 克，薄荷 3 克，红糖 30 克。

〔做法〕先将荆芥、紫苏叶、茶叶、生姜放入锅中，再加水适量，大火煮沸后改小火煮约 15 分钟，再加薄荷煮 3 ~ 5 分钟，最后加入红糖，溶化即可。

〔大夫叮嘱〕本方具有发散风寒、祛风止痛的功效。适用于风寒感冒，症见畏寒、身痛、无汗等。

妙方五 姜糖苏叶饮

〔材料〕紫苏叶、生姜各 3 克，红糖 15 克。

〔做法〕将生姜、紫苏叶洗净，切成细丝，放入瓷杯中，再加入红糖，以开水冲泡，盖上盖，温浸 10 分钟即可。

〔大夫叮嘱〕本方具有发汗解表、祛寒健胃的功效。对有恶心、呕吐、胃痛、腹胀等症状的胃肠型感冒更为适宜。

妙方六 姜汁香油

〔材料〕生姜、香油各适量。

〔做法〕将生姜煨热，捣烂取汁，加入香油调匀。用手指蘸姜油，涂于小儿手足，反复摩擦，以小儿微微出汗为度。

〔大夫叮嘱〕本方适用于婴儿外感风寒发热。用量不宜过大。

妙方七 姜梨茶

〔材料〕梨 1 个，生姜 25 克。

〔做法〕将梨、生姜洗净，均切成薄片，放入锅中，加水适量，大火煮沸后改小火煮 15 ~ 20 分钟即可。

〔大夫叮嘱〕本方具有化痰止咳、养阴生津的功效，适用于感冒咳嗽、痰多等症。

头　痛

妙方一 热姜水

〔材料〕生姜适量。

〔做法〕将生姜切片，浸入热水数分钟即可。

〔大夫叮嘱〕头痛发作时，用热姜水浸泡双手大约 15 分钟。本方适用于偏头痛急性发作，待症状缓解后应对症治疗。

妙方二 黑豆生姜荆芥汤

〔材料〕黑豆 9 克，生姜 3 片，荆芥 12 克。

〔做法〕将上述材料洗净放入锅中，加水 200 毫升，大火煮沸后改小火煮至 100 毫升。

〔大夫叮嘱〕趁热饮用。本方适用于产后偏头痛。

呃　逆

妙方一　姜茶饮

〔材料〕生姜3片，绿茶3克，刀豆（研碎）10克，红糖适量。

〔做法〕将上述材料放入保温杯中，用开水浸泡片刻。

〔大夫叮嘱〕趁热饮用。本方具有温胃散寒、和胃降逆的功效。适用于胃寒呃逆。

妙方二　丁香柿蒂汤

〔材料〕柿蒂10克，丁香3克，生姜5片。

〔做法〕将柿蒂、丁香、生姜洗净放入锅中，加水1碗，大火煮沸后改小火煮10分钟即可。

〔大夫叮嘱〕本方具有温中益气、降逆止呃的功效。适用于胃气虚寒所致呃逆。胃热呃逆者不宜使用。

妙方三　姜汁白糖水

〔材料〕生姜汁25克，白糖适量。

〔做法〕生姜汁用开水、白糖调匀即可。

〔大夫叮嘱〕本方具有暖胃、止呃逆的功效。适用于吃饭过饱或过快，走路太快，或受寒气刺激等原因引起的一时性呃逆。

咳　嗽

妙方一　苏杏姜糖饮

［材料］紫苏叶、杏仁、生姜、红糖各10克。

［做法］将紫苏叶与杏仁捣成泥状，生姜切片，一起放入锅中，加水适量，大火煮沸后改小火煮15分钟，去渣取汁，调入红糖煮化即可。

［大夫叮嘱］本方具有散风寒、止咳嗽的功效。适用于外感风寒咳嗽。

妙方二　姜杏萝卜茶

［材料］苦杏仁6~10克，生姜3片，萝卜100克，白糖适量。

［做法］将苦杏仁、生姜、萝卜打碎后放入锅中，加水400毫升，大火煮沸后改小火煮至100毫升，加少量白糖调味。

［大夫叮嘱］本方具有散寒化痰止咳的功效。适用于外感风寒咳嗽。外感风热及内伤咳嗽者不宜食用。

妙方三　生姜鸡蛋

［材料］鸡蛋1枚，生姜10克，油、盐各适量。

［做法］将生姜切末放入碗中，加入打碎的鸡蛋搅匀。锅置火上，加油并烧至七成热，倒入搅匀的生姜鸡蛋液炒熟，加盐调味即可。

［大夫叮嘱］本方适用于风寒咳嗽。外感风热及内伤咳嗽者不宜食用。

妙方四 姜糖茶

［材料］生姜10克，饴糖适量。

［做法］将生姜洗净，切丝，放入瓷杯中，用开水冲泡，加盖温浸10分钟，再加入饴糖即可。

［大夫叮嘱］代茶频频饮服，不拘时间和次数，无须出汗。本方具有散寒温肺的功效。适用于风寒咳嗽。风热咳嗽者不宜食用。

妙方五 姜梨蜜汁

［材料］梨、生姜、白蜜各适量。

［做法］将梨和生姜分别洗净、去皮、切成小块，一同倒入榨汁机内搅打2分钟，将果汁加热后放入白蜜调匀即可。

［大夫叮嘱］本方具有润肺清热的功效。适用于肺燥咳嗽。

妙方六 红糖姜枣汤

［材料］红糖30克，生姜15克，大枣30克。

［做法］将上述材料放入锅中，加水3碗，大火煮沸后改小火煮至约剩一半汤汁时即可。

［大夫叮嘱］本方具有祛风散寒的功效。适用于伤风咳嗽，还可用于胃寒刺痛、产后受寒腹泻等。

妙方七 萝卜胡椒汤

［材料］萝卜1个，白胡椒5粒，生姜3片，陈皮1片。

［做法］将上述材料洗净放入锅中，加水适量，大火煮沸后改小火煮30分钟即可。

［大夫叮嘱］本方具有顺气消痰的功效。适用于咳嗽痰多。

妙方八 芥菜姜汤

［材料］鲜芥菜 80 克，生姜 10 克，盐少许。

［做法］将鲜芥菜洗净后切成小块，生姜切片，一同放入锅中，加水 4 碗，大火煮沸后改小火煮至约剩 2 碗，以盐调味即可。

［大夫叮嘱］本方具有宣肺止咳、疏风散寒的功效。适用于风寒咳嗽，伴头痛鼻塞、四肢酸痛等。

妙方九 冰糖姜茶

［材料］生姜 10 克，茶叶 5 ~ 10 克，冰糖 30 克。

［做法］把生姜洗净之后切成 5 等份，与茶叶及 300 毫升水同入锅中，大火煮沸后再煮 5 ~ 10 分钟取汁，最后加入冰糖化开、搅匀。

［大夫叮嘱］本方适用于外感风寒咳嗽、流鼻涕、发热、咽喉痛、头痛等。暑热感冒或风热感冒者不宜食用。

妙方十 芝麻姜蜜冰糖液

［材料］黑芝麻 250 克，生姜 250 克，蜂蜜 200 克，冰糖 200 克。

［做法］将生姜榨汁，冰糖煮化备用。黑芝麻炒香、摊开放凉，再拌入生姜汁炒干。黑芝麻同蜂蜜、冰糖拌均匀后装入容器贮藏即可。

［大夫叮嘱］早晚服 1 汤匙，开水送服。本方具有益气定喘的功效。适用于老年人哮喘。每到冬春季节，老年人易发哮喘病。可多选用一些益肺理气、定喘止咳的保健食品，如梨、枇杷、百

合、莲子、银耳等。忌食辛辣刺激性的食物，如辣椒、芥末等。

妙方十一 花鱼姜枣汤

［材料］花鱼 1 条，生姜 2 片，大枣 3 个。

［做法］将花鱼除去肠脏，洗净放入锅中，加入生姜、大枣，加水适量，大火煮沸后改小火煮至鱼熟即可。

［大夫叮嘱］本方具有补肺清热止咳的功效。适用于肺结核咳嗽、发热、消瘦等。肺结核是一种慢性消耗性疾病，患者需要吃一些含有优质蛋白、脂肪、碳水化合物类的食物。

妙方十二 姜汁外敷液

［材料］老姜适量。

［做法］将老姜捣碎,再用纱布绞汁。以纱布蘸姜汁外擦喉部，或用不透水胶布将蘸有姜汁的纱布条固定于咽喉部。

［大夫叮嘱］本方适用于支气管炎咳嗽。皮肤过敏者慎用。

妙方十三 姜醋茶

［材料］老姜 30 克，食醋 15 毫升。

［做法］将老姜捣烂，榨取姜汁，然后调入食醋，加入小半碗开水冲匀即可。

［大夫叮嘱］服时含在口中，慢慢咽下，连服 2 天。本方适用于感冒引起的久咳不愈，也可用于慢性咽炎的食疗。

妙方十四 大枣黑木耳生姜汤

［材料］大枣 15 个，黑木耳 15 克，生姜 6 克。

［做法］将上述材料洗净放入锅中，加水 2 碗，大火煮沸后

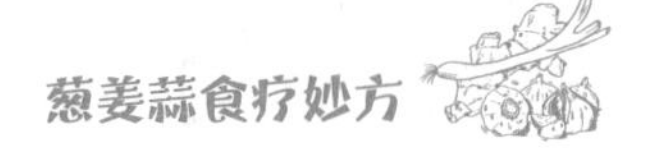

改小火煮至1碗即可。

〔大夫叮嘱〕本方适用于产后咳嗽气喘。热证气喘者不宜食用。

泄　泻

妙方一　生姜山药陈皮汤

〔材料〕生姜3克，山药15克，陈皮6克。

〔做法〕将上述材料洗净放入锅中，加水适量，大火煮沸后改小火煮至山药熟透即可。

〔大夫叮嘱〕本方适用于小儿泄泻。可根据小儿年龄适当调整用量。

妙方二　麦芽生姜汤

〔材料〕大麦芽10克，生姜2片。

〔做法〕将上述材料洗净放入锅中，加水适量，大火煮沸后改小火煮至约剩一半水时即可。

〔大夫叮嘱〕本方适用于小儿泄泻。可根据小儿年龄适当调整用量。

妙方三　糯米粽子

〔材料〕糯米粽子、姜汁、白酒各适量。

〔做法〕将粽子切片晒干，蒸热后，加姜汁和白酒少许。

〔大夫叮嘱〕每次吃10片，早晚各1次。本方具有温补脾胃、祛寒止泻的功效。适用于寒泻，症见肠鸣腹痛，大便稀溏，或大便色如鸭粪等。

妙方四 粳米末冲姜水

〔材料〕粳米、姜水各适量。

〔做法〕粳米置铁锅中，炒成炭，研细末。

〔大夫叮嘱〕每次饭前用姜水冲服 5 克粳米末。本方具有补脾和胃、消炎止泻的功效。适用于慢性胃肠炎所致泄泻。粳米炒至外表焦黑、内部焦黄即可。

妙方五 生姜醋炒蛋

〔材料〕鸡蛋 3 枚，生姜 15 克，米醋 15 毫升，油、盐、葱各适量。

〔做法〕将鸡蛋打入碗中，加切碎的生姜、葱和盐，混合搅匀，锅置火上，加油并烧至七成热，倒入鸡蛋液煎炒成鸡蛋饼，快熟时淋上米醋即可。

〔大夫叮嘱〕本方具有健脾温中的功效。适用于寒泻。

妙方六 丁香姜饮

〔材料〕丁香 1 粒，生姜 1 块。

〔做法〕先将生姜挖 1 小孔，放入丁香，再封口放入锅中。加水 50 毫升，大火煮沸后改小火煮至 20 毫升即可。

〔大夫叮嘱〕每次饮用 5 ~ 10 毫升。本方有温中和胃、散寒补虚的功效。适用于幼儿胃寒泄泻、呕吐。但不可多用，否则易伤津液。

妙方七 二皮生姜饮

〔材料〕苹果皮 20 克，陈皮 10 克，生姜 6 克。

［做法］生姜去皮洗净，切片，与苹果皮、陈皮一同放入砂锅中，加水适量，大火煮沸后改小火再煮片刻即可。

［大夫叮嘱］去渣代茶饮用。本方具有健脾和胃、杀菌止泻的功效。适用于慢性肠炎所致的泄泻。

妙方八 姜蜜茶

［材料］姜汁 25 克，萝卜汁 50 克，蜂蜜 50 克，浓茶 1 杯。

［做法］将上述材料倒入大碗内调匀，隔水蒸至温热。

［大夫叮嘱］本方对泄泻里急后重者疗效良好。

妙方九 生姜片

［材料］生姜适量。

［做法］将生姜洗净，切成薄片备用。用温水清洗脐部和脐周皮肤，然后擦干。将姜片敷脐上，外用纱布覆盖固定，2 日后再换 1 片姜敷上。

［大夫叮嘱］本方适用于小儿因受寒或消化不良引起的泄泻。注意多饮水，多吃些流质食物，以免引起脱水。

妙方十 生姜豆蔻液

［材料］煨生姜 15 克，煨肉豆蔻 1 枚。

［做法］将上述材料一起放入锅中，加水适量，大火煮沸后改小火煮片刻即可。

［大夫叮嘱］本方对脾胃虚寒所致泄泻者疗效显著。

痢　疾

妙方一　葡萄姜蜜汁

［材料］新鲜葡萄、生姜、绿茶、蜂蜜各适量。

［做法］新鲜葡萄、生姜洗净，分别捣碎或切碎，用洁净纱布绞汁，备用。再以开水冲泡浓绿茶 1 杯，对入葡萄汁、姜汁各 50 毫升，蜂蜜适量即可。

［大夫叮嘱］趁热饮用。本方具有化湿行气、导滞杀菌的功效。适用于细菌性痢疾。对腹痛、里急后重、下痢赤白脓血等症状有效。非细菌性痢疾者慎用本方。食疗仅可作为辅助治疗或调养措施。长期反复排脓血便的患者，应及时到医院诊治，以免延误病情。

妙方二　茄子生姜汤

［材料］白茄子 500 克，生姜 10 克。

［做法］将上述材料洗净放入锅中，加水 500 毫升，大火煮沸后改小火煮至 200 毫升即可。

［大夫叮嘱］趁热饮用。本方适用于痢疾。不可多服。

妙方三　姜茶乌梅饮

［材料］生姜 10 克（洗净切丝），乌梅肉 30 克（切碎），绿茶 5 克，红糖适量。

［做法］将生姜、乌梅肉、绿茶共放保温杯中，用开水冲泡，盖上盖温浸半小时，再加入红糖即可。

［大夫叮嘱］趁热饮用，每日 3 次。本方适用于细菌性痢疾

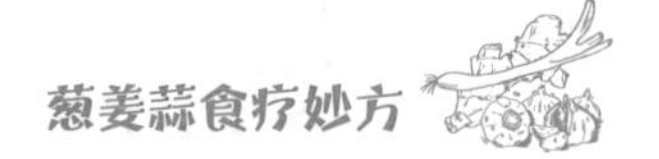

和阿米巴痢疾。泻止停服，不可久服。

妙方四 瓜藤姜连汤

［材料］黄瓜藤 15 克，干姜 10 克，黄连 15 克。

［做法］将上述材料洗净放入锅中，加水适量，大火煮沸后改小火再煮片刻即可。

［大夫叮嘱］本方适用于痢疾。泻止停服，不可久服。

胃痛

妙方一 姜醋

［材料］生姜 100 克，米醋 250 毫升。

［做法］生姜洗净，切成细丝，浸泡在米醋中，密闭贮存备用。

［大夫叮嘱］每日空腹服用 10 毫升。本方具有温胃散寒、安蛔止痛的功效。适用于慢性萎缩性胃炎胃痛及蛔虫病腹痛等。

妙方二 姜橘椒鱼羹

［材料］鲫鱼 250 克，生姜 30 克，橘皮 10 克，胡椒 3 克，盐适量。

［做法］鲫鱼去鳞鳃和内脏，洗净。生姜洗净，切片，同橘皮、胡椒一起包在纱布内，填入鲫鱼肚内。将鲫鱼放入锅中，加水适量，小火煨熟。加盐调味即可。

［大夫叮嘱］本方具有温脾暖胃、散寒止痛的功效。适用于脾胃虚寒型胃痛，以及食欲减退、消化不良、虚弱乏力等症。

妙方三 姜橘土豆汁

〔材料〕鲜土豆100克，生姜10克，橘子1个。

〔做法〕将土豆、生姜分别去皮，洗净、切碎，橘子去皮、核。一同放入榨汁机中榨取汁液，装入容器中备用。

〔大夫叮嘱〕服时可放热水中烫温。本方具有益气止痛的功效。适用于胃脘痛。

妙方四 姜汁甜牛奶

〔材料〕鲜牛奶150毫升，生姜汁1汤匙，白糖少许。

〔做法〕将上述材料放入炖盅内隔水炖热。

〔大夫叮嘱〕趁热饮用。本方具有和胃止痛的功效。适用于虚寒性胃痛。

妙方五 干姜胡椒散

〔材料〕干姜10克，胡椒3克。

〔做法〕将上述材料共研细末。

〔大夫叮嘱〕开水冲服，分2～3次于1日内服完。本方中两药均系辛香温燥之品，兼具温里散寒与醒脾开胃的功效，合用可治胃寒疼痛、气胀便溏等。

妙方六 白面生姜蛋清糊

〔材料〕生姜120克，面粉30克，鸡蛋2枚。

〔做法〕将鸡蛋取出鸡蛋清备用。生姜洗净捣烂，与鸡蛋清、面粉调匀成糊。

〔大夫叮嘱〕将调好的糊直接外敷胃脘痛处。本方具有祛寒止痛的功效。适用于胃寒引起的胃痛。

妙方七 生姜橘皮茶

［材料］生姜、橘子皮各 12 克。

［做法］将上述材料洗净，放入锅中，加水适量，大火煮沸后改小火煮 10 分钟左右。

［大夫叮嘱］本方具有止痛止呕的功效。适用于慢性胃炎所致胃痛、呕吐黏液或清水等症。

呕　吐

妙方一 生姜饴糖饮

［材料］鲜生姜 10 克，饴糖 30 克。

［做法］将鲜生姜、饴糖放入杯中，用开水闷泡 10 分钟即可。

［大夫叮嘱］每日可饮用数次。本方具有祛寒止呕的功效。适用于寒性呕吐。

妙方二 姜汁蜂蜜饮

［材料］生姜汁 1 汤匙，蜂蜜 2 汤匙。

［做法］将生姜汁、蜂蜜放入杯中，加开水 3 汤匙，隔水蒸热。

［大夫叮嘱］一次喝完。本方具有温胃散寒止呕的功效。适用于寒邪犯胃型呕吐。

妙方三 甘蔗姜汁饮

〔材料〕甘蔗汁半杯，鲜姜汁 1 汤匙。

〔做法〕将甘蔗汁、姜汁放入杯中搅匀，再对入适量热水饮用。

〔大夫叮嘱〕本方具有补胃和中、降逆止呕的功效。适用于胃癌初期、妊娠反应、慢性胃病等引起的反胃呕吐或干呕不止等。

妙方四 韭姜汁炖牛奶

〔材料〕鲜韭菜汁 2 汤匙，生姜汁 1 汤匙，鲜牛奶 250 毫升。

〔做法〕将鲜韭菜汁、生姜汁、鲜牛奶放入碗中搅匀，隔水蒸熟。

〔大夫叮嘱〕饭前服食。本方具有祛寒止呕的功效。适用于脾胃虚寒之噎膈反胃、进食即呕吐等。

妙方五 生姜煨大枣

〔材料〕新鲜带皮生姜数块，大枣若干个。

〔做法〕将每块生姜切成两半，挖空中心，放入大枣 1 个，再合好，放炭火上煨至生姜焦黑后取出大枣食用。

〔大夫叮嘱〕每日食大枣 5 ~ 6 个。本方具有散寒、暖胃、补脾、止呕的功效。适用于胃寒呕吐、口淡多涎等。

妙方六 姜汁砂仁饮

〔材料〕生姜适量，砂仁 5 克。

〔做法〕生姜绞汁 1 汤匙，再同砂仁一起放入半碗清水中，蒸半小时。

〔大夫叮嘱〕去渣饮汁，每日 2 次。本方适用于胃寒呕吐、妊娠呕吐。胃内有热者不宜服用。妊娠时饮食以清淡可口为宜，忌油腻，多吃富含维生素、无机盐的食物。

妙方七 干姜陈皮茶

〔材料〕干姜 6 克，陈皮 30 克。

〔做法〕将上述材料洗净，放入锅中，加水适量，大火煮沸后改小火煮 15 分钟即可。

〔大夫叮嘱〕本方适用于妊娠呕吐。胃内有热者不宜服用，亦不可久服。

妙方八 韭菜姜汁饮

〔材料〕韭菜 200 克，生姜 200 克，白糖适量。

〔做法〕将韭菜、生姜切碎，捣烂取汁，放入碗中，用白糖调匀即可。

〔大夫叮嘱〕本方具有平肝和胃、调气降逆的功效。适用于肝胃不和型妊娠呕吐、吐酸水或苦胆汁、头痛口渴、胸胁胀痛等症。

妙方九 姜茶饮

〔材料〕绿茶、干姜丝各 3 克。

〔做法〕将绿茶、干姜丝放入瓷杯中，以开水冲泡，盖好盖温浸 10 分钟。

〔大夫叮嘱〕代茶频频饮用。本方有和胃止呕、温中止泻、利尿解毒的功效。适用于寒湿入侵、呕吐频作，或肠鸣腹痛、泄泻清稀、急性胃肠炎等。

痛　经

妙方一　姜枣茴香茶

〔材料〕大枣 10 个，干姜 6 克，小茴香 10 克。

〔做法〕将上述材料洗净，放入锅中，加水适量，用大火煮沸后改小火煮 20 分钟左右。

〔大夫叮嘱〕本方具有温经暖宫、理气止痛的功效。痛经患者在用食疗方治病时应注意几点：首先要根据自身的具体证型合理选用食疗方，方能起到治疗作用。其次要掌握食疗方的剂量，过量反而会受其害。最后是根据月经的生理特点，分阶段合理安排和制作不同的食疗方。

妙方二　生姜红糖水

〔材料〕鲜生姜 20 克，红糖 30 克。

〔做法〕鲜生姜切片、洗净，放入锅中，加水适量，大火煮沸后改小火煮 10 分钟左右，放入红糖搅拌均匀即可。

〔大夫叮嘱〕本方适用于寒证痛经。患者平日可多吃一些具有祛寒除湿、温经通脉作用的食物，如生姜、大葱、羊肉、韭菜、芥菜、扁豆、荔枝、桃子等。还应忌食生冷和寒凉性食物。

妙方三　山药瓜子生姜汤

〔材料〕山药 20 克，甜瓜子 30 克，生姜 5 克。

〔做法〕将上述材料洗净，放入锅中，加水适量，大火煮沸后改小火煮 15 分钟左右即可。

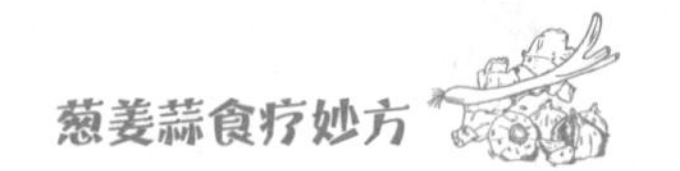

〔大夫叮嘱〕本方具有温中健脾、理气止痛、散结消瘀的功效。适用于寒凝血瘀型痛经。

妙方四 姜枣红糖水

〔材料〕大枣 15 个，生姜 10 克，红糖适量。

〔做法〕将大枣去核洗净，生姜洗净切片，同入锅中，加红糖和水适量，大火煮沸后改小火煮 15 分钟左右即可。

〔大夫叮嘱〕本方具有益气养血、散寒止痛的功效。适用于寒湿凝滞型、气血两虚型的痛经。

妙方五 黄芪鸡蛋

〔材料〕黄芪 20 克，生姜 15 克，鸡蛋 2 枚。

〔做法〕将鸡蛋煮熟后剥皮，用牙签在鸡蛋外面扎几个小洞。锅中加水 2 碗，放入黄芪和生姜，大火煮沸后改小火煮 10 分钟，然后加入鸡蛋再煮 5 分钟即可。

〔大夫叮嘱〕月经前 3 日开始服，连服 1 周。本方具有补气养血、温经通脉的功效。适用于气血虚弱兼夹寒邪的痛经。

性功能减退

妙方一 猪肉姜附蒜煲

〔材料〕生姜 100 克，熟附子片 10 克，大蒜数颗（去皮），猪瘦肉 700 克，花生油适量。

〔做法〕猪瘦肉切碎，生姜煨熟切片。先将花生油放入锅中，煸炒大蒜，再加水适量，放入猪瘦肉、熟附子片、煨姜，大火煮沸后改小火炖约 2 小时即可。

〔大夫叮嘱〕本方适用于肾阳虚而致的阳痿。阴虚火旺者忌食。

妙方二 肉桂炖鸡肝

〔材料〕雄鸡肝 50 克，肉桂 3 克，生姜数片，盐、味精各少许。

〔做法〕将雄鸡肝切片，肉桂洗净，同放入瓷盅内，加入生姜及清水适量，上盖，隔水炖熟，加盐及味精调味即可。

〔大夫叮嘱〕本方具有补火助阳、祛寒止痛的功效。适用于肾阳虚衰之阳痿，或腰膝酸软、遗精，以及妇女行经腹部冷痛等。

早 衰

妙方一 八仙茶

〔材料〕粳米、小米、赤小豆、绿豆各 750 克（均炒熟），细茶 500 克，芝麻 300 克，花椒 75 克，小茴香 150 克，泡干白姜 30 克，炒白盐 30 克，炒麦面适量。

〔做法〕将上述材料共研细末，拌匀，核桃仁、大枣、瓜子仁、松子仁之类可任意加入，瓷罐收贮。

〔大夫叮嘱〕每日 3 汤匙，白开水冲服。本方具有益精悦颜、保元固肾的功效。适用于早衰者。

妙方二 姜乳蒸饼

〔材料〕鲜生姜 500 克，面粉适量。

〔做法〕将鲜生姜捣碎，绞取汁液，盛瓷盆内，撇去上层黄清液，取下层白而浓者，阴干，刮取其粉（名为“姜乳”）。每日用适量姜乳与面粉拌和，按常法做饼蒸熟。

〔大夫叮嘱〕每日清晨空腹食 1 ~ 2 块。本方具有驻颜、抗衰

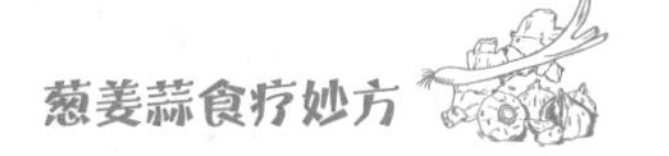

老的功效。适用于脾肾亏虚之未老先衰者。

妙方三 炒鹌鹑

〔材料〕鹌鹑2只，萝卜200克，菜籽油、生姜、醋、盐、料酒、葱、味精各适量。

〔做法〕将鹌鹑去毛和内脏，洗净，切成5厘米见方的块，萝卜切块备用。将锅置于大火上，放入菜籽油烧热，先将鹌鹑放入锅中，炒至变色，再将萝卜放入混炒，然后放入葱、生姜、料酒、盐、醋，加水少许，煮至肉烂，加味精即可。

〔大夫叮嘱〕本方具有补肾气、壮腰膝、强身体的功效。适用于肾虚腰痛及各种虚损证。

妙方四 海参姜茴汤

〔材料〕海参15克，小茴香6克，姜汁、清汤各适量。

〔做法〕将海参在温水中泡涨，发软后捞出，用开水氽一下，放入锅中，加清汤适量，放入小茴香，用小火煨炖至烂熟。服用时加姜汁拌和即可。

〔大夫叮嘱〕本方具有滋补肾精、养血润燥、抗衰老的功效。适用于肾虚所致的衰老发白、阳痿、滑精、肠燥便秘等。痛风患者及对海参过敏者不宜食用。

妙方五 海参粥

〔材料〕干海参30克，糯米100克，五香粉3克，姜、葱各10克，精盐少许。

〔做法〕将干海参用温水泡发，然后剖开、洗净、切片，与糯米同入锅中，加水适量，用小火煮至海参烂熟，加入五香粉、姜、葱、精盐调味即可。

〔大夫叮嘱〕每日早起空腹温热食之。本方具有益精血、补肾气、润肠燥、抗衰老的功效。适用于早衰者。痛风患者及对海参过敏者不宜食用。

高血压

妙方一　醋渍生姜片

〔材料〕生姜、醋、白糖、盐各适量。

〔做法〕将醋、白糖、盐倒入瓶子里并搅拌均匀，把生姜削皮后切成薄片，再用热水稍烫过后也装入瓶子里，将瓶子密封，置于冰箱冷藏贮存。

〔大夫叮嘱〕一周后即可食用，每日 2～4 片。本方有很好的软化血管、舒筋通络以及减肥降脂的作用。适用于高血压、冠心病人群服用，最好在早晨服用。

妙方二　三汁饮

〔材料〕荷叶汁 15 毫升，黄瓜汁 30 毫升，生姜汁 3 毫升。

〔做法〕将上述材料混合调匀即可。

〔大夫叮嘱〕高血压及冠心病患者饮食宜清淡，多食富含维生素 C 和钾的新鲜水果、蔬菜，低脂、低盐饮食，养成良好的生活习惯。

妙方三　热姜水

〔材料〕生姜适量。

〔做法〕将生姜洗净，切丝，倒入开水浸泡。

〔大夫叮嘱〕每日早、晚坚持用热姜水漱口，并在临睡前饮用热姜水 1 杯。或每晚用热姜水浸泡双脚 15 分钟左右。热姜水泡脚可反射性引起外周血管扩张，有利于降低血压，并能促进血液循环，防止动脉硬化。

心肌炎

妙方 荸荠生姜板蓝茶

〔材料〕板蓝根 30 克，荸荠 20 克，生姜 3 片。

〔做法〕将上述材料洗净，放入锅中，加水适量，大火煮沸后改小火煎煮至熟。

〔大夫叮嘱〕本方对病毒性心肌炎有一定的辅助治疗作用。心肌炎急性期宜吃清淡、容易消化、富有营养的食物，有心律失常表现者忌浓茶、咖啡、烟酒，有心脏功能不全者宜低盐饮食。

关节炎

妙方一 丝瓜皮干姜苡仁汤

〔材料〕丝瓜皮 20 克，干姜 5 克，薏苡仁 30 克。

〔做法〕将上述材料洗净，放入锅中，加水适量，大火煮沸后改小火煮至薏苡仁烂熟。

〔大夫叮嘱〕本方适用于类风湿性关节炎。患者日常应劳逸结合，忌过度劳累，急性期应卧床休息，缓解期则适度运动，提高自身免疫力。

妙方二 扁豆生姜芡实汤

［材料］白扁豆 30 克，生姜 10 克，芡实 15 克。

［做法］将上述材料洗净，放入锅中，加水适量，大火煮沸后改小火煮至食材全熟即可。

［大夫叮嘱］本方具有健脾、除湿、通络的功效。适用于类风湿性关节炎中辨证属脾虚湿胜者。

妙方三 黑木耳细辛生姜冰糖汤

［材料］黑木耳 30 克，细辛 5 克，生姜 3 片，冰糖适量。

［做法］将黑木耳、细辛、生姜洗净，和冰糖同入锅中，加水适量，大火煮沸后改小火煮至食材全熟即可。

［大夫叮嘱］本方具有滋肾养胃、补中益气、解表散寒、祛风止痛的功效。对于风湿性、类风湿性关节炎均有一定的效果。

妙方四 芦根干姜白芥子汤

［材料］芦根 30 克，干姜 6 克，白芥子 6 克。

［做法］将上述材料洗净，放入锅中，加水适量，大火煮沸后改小火煎煮 30 分钟左右。

［大夫叮嘱］取汁代茶饮。本方乃民间验方，具有通络的功效。适用于类风湿性关节炎。

妙方五 老姜葱籽外敷泥

［材料］生姜、葱籽各适量。

［做法］将上述材料捣烂如泥，敷于患处，盖上纱布，外用胶布固定。

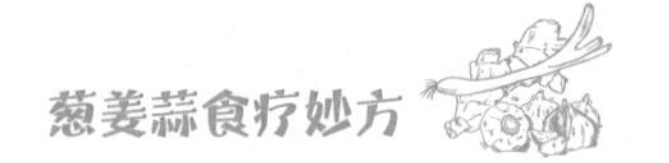

［大夫叮嘱］每日或隔日换 1 次，在患处加热则效果更好。本方具有活血、祛寒、止痛的功效。

妙方六 生姜皮粉

［材料］生姜皮、酒各适量。

［做法］将生姜皮晒干研细粉，装瓶中贮存备用。

［大夫叮嘱］每次取姜皮粉半汤匙，冲酒饮服。本方可以缓解风湿性关节炎症状。酒精过敏者不宜食用。

妙方七 生姜豆腐泥

［材料］生姜、豆腐、面粉各等量。

［做法］将生姜捣碎，加入豆腐和面粉，混合成泥状。贴在患部，干后则再换新的。

［大夫叮嘱］连用 4 ~ 5 次。本方适用于风湿性、类风湿性关节炎而致的肌肉僵硬感。皮肤过敏者慎用。

失　眠

妙方一 姜丝枕

［材料］生姜适量。

［做法］生姜洗净后切成细丝，放入不加盖的小盒中备用。

［大夫叮嘱］每日睡前将小盒放在枕边。生姜散发的味道能起到镇静安神的作用。用过的姜丝风干后积存起来，用热水将其与大枣一同冲泡，再加点蜂蜜，也可作为一种养生饮品。

妙方二 姜枣龙眼蜜膏

［材料］龙眼肉、大枣、蜂蜜各250克，生姜汁2汤匙。

［做法］将龙眼肉、大枣洗净，放入锅中，加水适量，煎煮至烂熟时加入生姜汁、蜂蜜，小火煮沸，调匀，待冷后装瓶即可。

［大夫叮嘱］每次取1汤匙，开水化开，每日2次，饭前食用。本方具有健脾益胃、滋补心血的功效。适用于脾虚血亏所致的失眠，以及食欲减退、心悸怔忡等症。

咽喉炎

妙方一 姜块

［材料］生姜适量。

［做法］将生姜切成大小适当的小姜块备用。

［大夫叮嘱］用时口含一块即可。本方适用于咽喉炎。注意用量要适当，过量会有刺激感。

妙方二 姜汁蜂蜜川贝羹

［材料］生姜汁60毫升，蜂蜜60毫升，川贝粉30克。

［做法］将生姜汁、蜂蜜、川贝粉放入碗内拌匀，隔水煮1小时，备用。

［大夫叮嘱］每次1~2汤匙，用开水调服，每日3次。本方具有润肺止咳的功效。适用于咽喉炎、咳嗽。

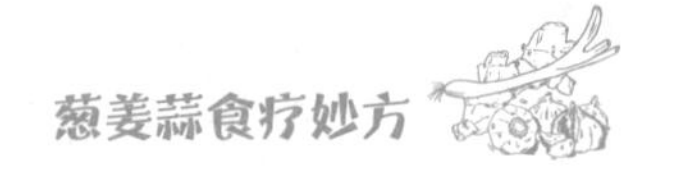

口腔溃疡

妙方 姜水漱口液

［材料］生姜适量。

［做法］将生姜洗净，放入杯中，加入热水浸泡。

［大夫叮嘱］用热姜水代茶漱口，每日 2～3 次。生姜水漱口可以一定程度上缓解口腔溃疡的疼痛，但要注意生姜的用量不宜过多，以免刺激创面。

牙 痛

妙方一 生姜茶

［材料］生姜适量。

［做法］将生姜切片洗净，放入杯中，加入开水浸泡。

［大夫叮嘱］先用热姜水清洗牙齿，然后用热姜水代茶饮用，每日 1～2 次。本方具有保护牙齿的功效。适用于牙周炎、龋齿等引起的牙痛。

妙方二 姜面糊

［材料］生姜、面粉各适量。

［做法］将磨碎的生姜和面粉混合成糊,贴在牙痛侧的面颊部。

［大夫叮嘱］本方适用于牙痛。阴虚火旺或有实热者不宜使用。

妙方三 生姜片

〔材料〕生姜 1 片。

〔做法〕将生姜片洗净，咬在牙痛处即可。

〔大夫叮嘱〕本方适用于牙痛。阴虚火旺或有实热者不宜使用。

食欲减退

妙方 姜汁萝卜

〔材料〕生姜汁、萝卜各适量。

〔做法〕把萝卜切碎，加少许生姜汁搅拌。

〔大夫叮嘱〕本方具有增进食欲和帮助消化的功效。可以改善饮食积滞、中焦满闷不舒、食欲减退等问题。

中　暑

妙方一 姜韭蒜汁

〔材料〕生姜、大蒜、韭菜各适量。

〔做法〕韭菜洗净，生姜、大蒜去皮洗净，三者共捣烂取汁，灌服。

〔大夫叮嘱〕本方适用于中暑晕厥、不省人事。也可单独用生姜汁灌服，配合掐人中等方法使用。注意应迅速使中暑患者脱离高温环境，并予以降温。

妙方二 猪肉冬瓜汤

［材料］猪瘦肉 50 克，冬瓜 100 克，盐、生姜各适量。

［做法］将猪瘦肉切碎，与冬瓜同放入锅中，加水适量，大火煮沸后改小火煮熟，下生姜及盐调味即可。

［大夫叮嘱］本方具有解暑清热的功效。适用于夏日口渴、尿黄等暑热证。亦可加入西瓜皮同煮。

妙方三 南瓜叶赤豆生姜汤

［材料］南瓜叶 10 克，赤小豆 30 克，生姜 10 克。

［做法］将上述材料洗净放入锅中，加水适量，大火煮沸后改小火煮熟即可。

［大夫叮嘱］本方具有解暑清热的功效，夏季可常煮食。

糖尿病

妙方 姜末鱼胆汁丸

［材料］干生姜末 50 克，鲫鱼胆 3 个，大米汤适量。

［做法］先取出鲫鱼胆汁，再将干生姜末、鲫鱼胆汁一起拌匀，搓成绿豆大药丸。

［大夫叮嘱］每服 5 ~ 6 丸，用大米汤送下。本方具有清热平肝、燥湿和中的功效。可治糖尿病湿热内停中焦、食欲减退。

小儿流涎

妙方 姜糖神曲茶

［材料］生姜 2 片，神曲半块，白糖适量。

［做法］将上述材料同放罐内，加水适量，用大火煮沸 5 分钟左右即可。

［大夫叮嘱］代茶饮用。本方具有健脾温中、止涎的功效。适用于小儿流涎。

腹 痛

妙方一 生姜茱萸汤

［材料］生姜（煨）15 克，吴茱萸 6 克。

［做法］将上述材料洗净，放入锅中，加水适量，大火煮沸后改小火煮 20 分钟左右即可。

［大夫叮嘱］本方适用于胃寒腹痛。胃内有热者不宜使用。

妙方二 生姜白芥子胡椒泥

［材料］生姜（去皮）20 克，白芥子 10 克，胡椒 3 克。

［做法］将上述材料共同捣成泥状，炒热即可。

［大夫叮嘱］敷在肚脐上 4 小时左右。其间药泥冷了则加热再敷。本方适用于胃寒腹痛。患者应注意保暖，如有不适，应立即停用。另外，注意药物的温度不要过高，以免烫伤皮肤。体内有热者不宜使用。皮肤过敏者禁用。

妙方三 姜橘茴香汤

〔材料〕生姜 10 克，橘皮 9 克，小茴香 5 克。

〔做法〕将上述材料洗净，放入锅中，加水适量，大火煮沸后改小火煮 20 分钟即可。

〔大夫叮嘱〕本方适用于受寒腹痛及气滞腹痛。体内有热者不宜使用。

妙方四 艾姜鸡蛋

〔材料〕艾叶 10 克，生姜 15 克，鸡蛋 2 枚。

〔做法〕将上述材料洗净，放入锅中，加水适量，用中火煮至蛋熟，剥去蛋壳后，再将鸡蛋放入锅中煮片刻即可。

〔大夫叮嘱〕饮汤吃蛋。本方具有暖宫散寒、化瘀止痛的功效。适用于寒凝血瘀之腹痛。

产后病

妙方一 糖醋猪脚

〔材料〕生姜 300 克，猪脚 2 只，醋 1 000 毫升，白糖少许。

〔做法〕猪脚洗净、切开，生姜去皮切块，二者同放入锅中，加入醋、白糖和适量水，大火煮沸后改小火煮至烂熟即可。

〔大夫叮嘱〕本方具有补虚、下乳的功效。适用于产后血虚及素体虚弱者。

妙方二 当归生姜羊肉汤

〔材料〕当归 15 克，生姜 15 克，羊肉 250 克，料酒适量。

〔做法〕将羊肉洗净，切成小块，同当归、生姜一起放入锅中，加水适量，倒入料酒，大火煮沸后改小火炖煮至羊肉烂熟，依个人口味加入调味品调味即可。

〔大夫叮嘱〕本方具有温中补虚、祛寒止痛的功效。适用于产后腹痛，以及产后气血皆虚、发热自汗、肢体疼痛等。

白带增多

处方 干姜韭根茴香汤

〔材料〕干姜 6 克，韭菜根 15 克，小茴香 10 克。

〔做法〕将上述材料洗净，放入锅中，加水适量，大火煮沸后改小火煮 15 分钟左右即可。

〔大夫叮嘱〕本方有助于祛除体内湿气，适用于白带增多。阴虚内热或有实热者不宜使用。

晕　车

妙方一 姜片

〔材料〕生姜适量。

〔做法〕将生姜洗净后切成姜片备用。

〔大夫叮嘱〕有晕车史者，将一片姜含在口中，半小时更换 1 次。或用姜敷在手腕内关穴处，胶布外贴固定。本方适用于晕车、晕船。应在乘车或乘船前半小时使用。

妙方二 姜茶

〔材料〕生姜、红糖各适量。

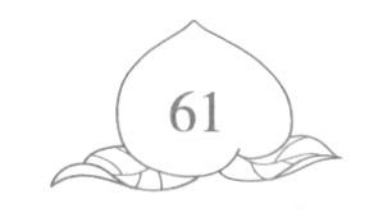

〔做法〕将生姜去皮、切丁，放入杯中，加点红糖，倒入开水，泡 15 分钟左右即可。

〔大夫叮嘱〕乘车或乘船之前饮用，最好配合按压内关穴等方法。

肩周炎

妙方一 生姜芋头糊

〔材料〕生姜、芋头各等量。

〔做法〕芋头削皮切碎，捣如泥状，生姜捣碎取汁，将二者调匀，再加少许面粉搅拌为糊状。将其均匀地涂抹在干净纱布上，贴敷于痛处。

〔大夫叮嘱〕生姜、芋头洗净、晾干后方可使用。如在冬季可加温后贴敷。

妙方二 艾炷隔姜灸

〔材料〕生姜、艾炷各适量。

〔做法〕生姜切片，取两片姜分别放置于肩髃穴、大杼穴上，然后将艾炷置于姜片上，点燃，每次可灸 3 ~ 4 壮。

〔大夫叮嘱〕艾灸时注意不要灼伤皮肤。

骨　折

妙方 蟹肉粥

〔材料〕新鲜湖蟹 2 只，粳米 50 克，生姜适量。

〔做法〕将粳米洗净后煮粥，粥快熟时放入蟹肉和生姜同煮，粥熟后可加少许调味品适当调味。

［大夫叮嘱］本方具有接骨续筋的功效，适用于骨折恢复阶段的辅助治疗。

急性睾丸炎

妙方 姜片敷法

［材料］生姜（选肥大者）适量。

［做法］将生姜洗净切片，每次用 8 ~ 10 片敷于患侧阴囊，用纱布将阴囊兜起即可。

［大夫叮嘱］每日更换 1 次。本方具有散寒消肿的功效，适用于急性睾丸炎，对缓解睾丸肿胀疼痛效果较好。

急性肾小球肾炎

妙方 三皮饮

［材料］冬瓜皮 30 克，生姜皮 10 克，五加皮 3 克。

［做法］将上述材料洗净，放入锅中，加水适量，大火煮沸后改小火煮 20 分钟左右即可。

［大夫叮嘱］急性肾小球肾炎患者平时要特别注意防止受凉感冒，以免加重病情。

鹅口疮

妙方 扁豆玫瑰花生姜汤

［材料］白扁豆 6 克，玫瑰花 6 克，生姜 2 片。

〔做法〕生姜切片，白扁豆洗净，切断。将玫瑰花、生姜、白扁豆一起放入锅中，加水适量，大火煮沸后改小火煮片刻即可。

〔大夫叮嘱〕鹅口疮多由婴幼儿口腔不洁、黏膜擦伤等因素所致。因此日常护理应注意口腔卫生，进食后可用生理盐水或温开水漱口，防止因食物残渣导致继发感染。

痔疮

妙方 生姜艾叶饮

〔材料〕生姜 6 克，艾叶 15 克。

〔做法〕将上述材料洗净，放入锅中，加水适量，大火煮沸后改小火煮 15 分钟左右即可。

〔大夫叮嘱〕趁热饮用。本方适用于痔疮出血。也可将适量生姜磨碎后放入温水中以坐浴，可促进肛门部位的血液循环，缓解痔疮引起的疼痛、肿胀等不适感。

痤疮

妙方 热姜水

〔材料〕生姜适量。

〔做法〕将生姜洗净，切成薄片，放入热水中浸泡 15 分钟左右即可。

〔大夫叮嘱〕每日早、晚用热姜水清洗面部，持续 60 天左右。本方适用于面部痤疮，对雀斑及干燥性皮肤等亦有一定的效果。

水火灼伤

妙方 生姜汁

［材料］生姜适量。

［做法］将生姜洗净捣烂取汁。

［大夫叮嘱］用药棉蘸生姜汁敷于患处，灼伤轻者，敷药1次即可。严重者可用姜汁浸透纱布，湿敷24～28小时，创面自行结痂、脱落即痊愈。本方具有消炎退肿、消去水疱的功效，但受伤严重者应尽快就医。

肢体麻木

妙方 生姜松树皮汤

［材料］生姜10克，松树皮20克。

［做法］将上述材料洗净，放入锅中，加水适量，大火煮沸后改小火煮20分钟左右即可。

［大夫叮嘱］每日1剂，分2次服用。本方适用于肢体麻木。注意首先应排除器质性病变方可使用本方。

足　癣

妙方一 生姜酒

［材料］生姜60克，75%酒精100毫升。

［做法］将生姜洗净，晾干，放入75%酒精中浸泡10日。

［大夫叮嘱］用棉球蘸生姜酒搽患处，每日2次。本方适用

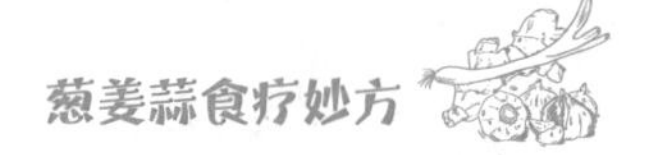

于足癣，手癣亦可使用。如果皮肤有溃烂，则禁用此方。

妙方二 姜醋足浴液

〔材料〕生姜、盐、醋各适量。

〔做法〕将生姜洗净，切成细丝放入锅中，加水适量，大火煮沸后改小火煮 15 分钟左右，加入盐和醋即可。

〔大夫叮嘱〕将脚浸于姜水中，浸泡 15 分钟左右后擦干，再扑点爽身粉。每晚临睡前泡脚，效果更好。

白癜风

妙方 姜片涂抹剂

〔材料〕生姜 100 克，苦参 150 克，75% 酒精 150 毫升。

〔做法〕将生姜、苦参全部浸泡在 75% 酒精中。

〔大夫叮嘱〕1 周后取药液涂搽患处。注意用力不可太大，以免对皮肤造成损伤。皮肤如有溃烂则禁用此方。

斑　秃

妙方 姜片

〔材料〕生姜适量。

〔做法〕将生姜洗净，晾干，切成薄片。

〔大夫叮嘱〕用姜片涂擦患处，以皮肤微微发红为度，每日 2 次。每日睡觉前和起床后使用效果更佳。

荨麻疹

妙方 姜醋饮

［材料］生姜 50 克，红糖 100 克，醋 100 毫升。

［做法］生姜切成细丝，与醋、红糖一起放入锅中，加水适量，大火煮沸后改小火煮约 15 分钟，去渣取汁。

［大夫叮嘱］趁热饮用，每日 3 次。本方具有健脾胃、助脱敏的功效。适用于食物过敏引起的荨麻疹。

蛔虫病

妙方 姜汁饮

［材料］生姜适量。

［做法］将生姜捣烂取汁，温开水冲服。

［大夫叮嘱］每次服半汤匙，每 4 小时服 1 次。本方适用于胆道蛔虫病。如疼痛剧烈，应立即就医。

蛲虫病

妙方 热姜水

［材料］生姜适量。

［做法］将生姜洗净，切成薄片，放入热水中浸泡 20 分钟。

［大夫叮嘱］每日先用热姜水清洗肛门周围，然后再饮用热姜水 1 ~ 2 杯，持续 10 天左右即可治愈蛲虫病。注意控制好水温，以略高于体温为宜。

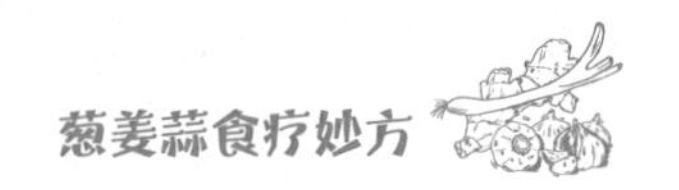

鱼虾蟹中毒

妙方 生姜汁

［材料］生姜100克。

［做法］将生姜洗净，切成细丝，榨汁饮服。

［大夫叮嘱］每日服3次。如果使用本方无效，应迅速就医。

腰肩疼痛

妙方 姜醋热敷水

［材料］生姜、盐、醋各适量。

［做法］将生姜洗净，切成细丝放入锅中，加水适量，大火煮沸后改小火煮15分钟左右，在热姜水里加少许盐和醋即可。

［大夫叮嘱］将毛巾浸入热姜水中，拧干后敷于患处，反复数次。本方能使肌肉由紧张变松弛，还能舒筋活络、缓解疼痛。注意水温不要太热，以免烫伤皮肤。

脚气病

妙方 鸡鸣散

［材料］槟榔7枚，陈皮、木瓜各30克，吴茱萸6克，桔梗15克，生姜15克，紫苏茎叶9克。

［做法］将上述所有材料洗净，加水浸泡20分钟。锅中加适量水，把浸泡过的材料和水倒入锅中，用大火煮沸后改小火煮20分钟，然后滤取药汁。再加适量水，同法煎煮第二汁。将两

次药汁混合即可。

［大夫叮嘱］凌晨空腹冷服，分2天服完。本方具有行气降浊、温化寒湿的功效，适用于脚气病见下肢肿胀沉重者。

睑腺炎（麦粒肿）

妙方一 姜水熏液

［材料］生姜适量。

［做法］将生姜洗净，切成细丝放入锅中，加水适量，大火煮沸后改小火煮15分钟左右。取热姜水1杯，借助其热气熏眼。

［大夫叮嘱］熏眼时睁开患眼，一般每次熏10～15分钟，每日熏2～3次。水温不宜过热，以免烫伤眼睛。

妙方二 蓖麻生姜泥

［材料］蓖麻子10克，生姜5片。

［做法］将蓖麻子和生姜一同捣成泥状即可。

［大夫叮嘱］左眼病抹右手心，右眼病抹左手心，每日3次。本方具有消肿拔毒的功效，对睑腺炎（亦即民间所说的“针眼”）有一定疗效。孕妇及泄泻者忌用。

蒜

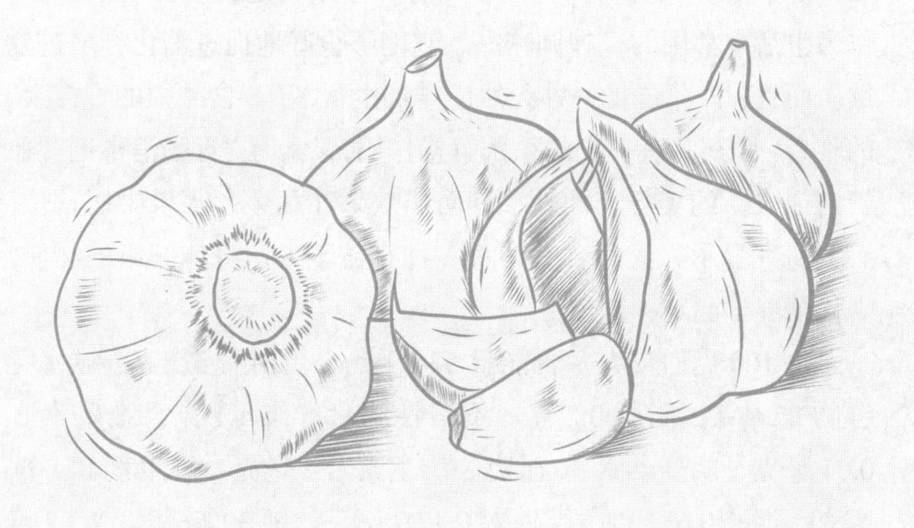

营养成分

蒜，分为大蒜、小蒜两种。因大蒜的食疗作用更为显著，且广受人们欢迎，被人们誉为“健康保护神”，本书重点介绍大蒜的食疗价值。大蒜，古称葫、胡蒜、荤菜，是药食两用的食品，作为生活中常用的一种调味品，它能够很好地促进消化、增进食欲。而且，大蒜还是一种天然广谱抗生素，有“食品中的青霉素”的雅号。因其具有一定的杀菌解毒作用，又素有“胃肠消毒剂”“血管清道夫”的美誉。此外，其防癌效果在蔬菜、水果中居首位。有关研究显示，大蒜含有两百多种有益于人们身体健康的物质。现代营养学测定：

每100克白皮大蒜含能量536千焦、蛋白质4.5克、碳水化合物27.6克、脂肪0.2克、不溶性膳食纤维1.1克、维生素B_1 0.04毫克、胡萝卜素30微克、维生素C 7毫克、维生素B_2 0.06毫克、烟酸0.6毫克、维生素E 1.07毫克、钙39毫克、铁1.2毫克、锌0.88毫克、磷117毫克、钠19.6毫克、硒3.09微克。

每100克紫皮大蒜含能量580千焦、蛋白质5.2克、碳水化合物29.6克、脂肪0.2克、不溶性膳食纤维1.2克、维生素B_1 0.29毫克、胡萝卜素20微克、维生素C 7毫克、维生素

B_2 0.06 毫克、烟酸 0.8 毫克、维生素 E 0.68 毫克、钙 10 毫克、铁 1.3 毫克、锌 0.64 毫克、磷 129 毫克、钠 8.3 毫克、硒 5.54 微克。

健康功效

俗话说“大蒜是个宝，常吃身体好”，长期以来，大蒜为人们的养生保健立下了汗马功劳。随着现代科学技术的不断发展，人们对大蒜的研究和使用也在日益深化。归纳起来，大蒜的健康功效主要有以下几个方面：

抗菌消炎。大蒜中含有丰富的硫化物，尤其是大蒜素，具有很强的抗菌和抗炎作用。它有助于抵抗多种细菌、病毒和真菌，从而预防感染。

降低心血管疾病风险。大蒜中的活性成分有助于降低血压、改善血脂水平，从而降低心血管疾病的风险。此外，大蒜还能够抑制血小板聚集，增强血管弹性，促进血液循环，减少动脉硬化的发生，对心血管健康具有显著的益处。

抗癌。研究表明，大蒜中的硫化物可促进肠道内一种酶的生成，可提高机体免疫力，抑制脂质过氧化和抗突变，避免正常细胞转化为癌细胞，同时，大蒜中所含的硒，还可杀灭癌细胞，从而在一定程度上降低癌症发病率。

降低血糖。大蒜中的多种活性成分，如硫化物、多酚类化合物、大蒜素等，可以促进胰岛素的分泌和利用，提高人体对胰岛素的敏感性，帮助组织细胞对葡萄糖的吸收，从而起到降低血糖的作用。此外，大蒜还能抑制糖化反应，减少血糖与蛋白质的结合，防止脏器损伤。

缓解脱发。大蒜具有抗菌作用，对一些由真菌感染或毛囊炎导致的脱发有所帮助。此外，大蒜中的硫化物可以刺激头皮的血液循环，促进毛囊的生长和发育，对于一些与毛囊营养供应不足相关的脱发问题有一定的改善效果。但是大蒜的刺激性较强，容易引起头皮刺激和过敏反应。因此在使用大蒜辅助治疗脱发时，应先进行皮肤测试，确保没有过敏反应再使用。

补脑健脑。人类大脑活动所需的能量由葡萄糖提供，而葡萄糖需要足够的维生素 B_1 才能将其转化为能量，大蒜中的大蒜素，可以提高维生素 B_1 的转化率，因此在葡萄糖供给充足的前提下，适当食用大蒜可以为大脑提供更多的能量，起到补脑健脑的效果。此外，大蒜还可以降低血液凝固性，减少血栓形成，从而有助于维持良好的血液循环，这对大脑的健康运作也是至关重要的。

抗氧化。大蒜含有丰富的抗氧化物质，可以帮助清除体内的自由基，减少氧化应激反应，从而延缓衰老、预防慢性疾病。

增强免疫力。大蒜能够刺激免疫系统的功能，提高机体的抵抗力，预防感冒和其他感染性疾病。

食用宜忌

尽管食用大蒜对健康有诸多益处，但并不是所有人都适合食用，尤其是对于某些特定疾病的患者，最好在医生指导下食用。具体来说，食用大蒜时需要注意以下几点：

适量食用。大蒜虽然具有许多健康益处，但过量食用可能导致消化不良、恶心、呕吐等不适症状。因此，建议每日食用两三瓣大蒜，或者隔一日食用一次，以避免对身体造成不必要的负担。

避免空腹食用。大蒜中含有大蒜素，空腹食用可能会刺激胃黏膜，导致恶心、呕吐、胃部疼痛等症状。因此，日常生活中要避免空腹食用，以减少对胃黏膜的刺激。

特殊人群谨慎食用。对于大蒜过敏的人群，应避免食用大蒜，以防出现过敏反应，如皮肤丘疹、瘙痒或呼吸困难等症状。此外，孕妇、脾胃功能较差以及阴虚火旺的人群也应慎食大蒜，以免刺激肠胃。同时大蒜具有强烈的杀菌功效，大量食用会杀死肠内细菌，导致肠道菌群失衡，从而容易发生便秘，所以便秘人群也是要慎用的。正在服药的人群，也建议避免食用大蒜，以免影响药物的疗效。

注意食用方式。大蒜可以生吃或熟吃，但生吃时最好捣碎成泥状，并暴露于空气中放置一刻钟左右，让其中的大蒜素充分生成，以达到最佳的杀菌解毒效果。食后也不宜喝过热的汤、茶等饮品。

注意烹饪方式。大蒜不宜高温煎煮过久或过熟，否则其功效会大大降低。

注意清洁口气。大蒜具有强烈的气味，食用后气味会残留在口腔，可能影响社交。因此，在需要与人近距离交流或出席重要场合时，最好避免食用大蒜或及时刷牙漱口以减轻蒜味。也可以通过嚼些茶叶、大枣、口香糖或喝咖啡、牛奶、食醋等方法去除口气。

调养食疗方

感 冒

妙方一 大蒜含片

［材料］生大蒜适量。

［做法］将大蒜切片，含于口中，直至大蒜无味时吐掉。

［大夫叮嘱］本方具有辛温解表、解毒杀菌的功效。可用于

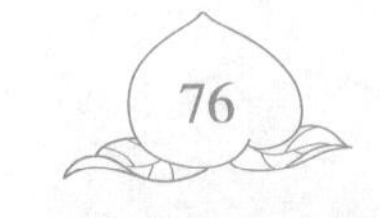

缓解感冒初期出现的咽喉微痛、畏寒怕冷症状，也可用于感冒的预防。

妙方二 大蒜条

〔材料〕大蒜适量。

〔做法〕将大蒜切成细条即可。

〔大夫叮嘱〕把蒜条塞入一侧鼻孔内，隔一段时间再换至另一侧鼻孔，左右反复交替。本方可用于缓解感冒时的鼻塞症状。

鼻出血

妙方 独头蒜泥

〔材料〕独头蒜 2 头，纱布适量。

〔做法〕将独头蒜去皮，捣成泥状，再摊成直径约 2 厘米、厚约 0.5 厘米的圆饼状。

〔大夫叮嘱〕贴于足底涌泉穴，然后以纱布固定。左鼻孔出血的贴右足，右鼻孔出血的贴左足，双鼻孔皆出血则贴双足。血止后，除去蒜泥即可。本方能引火下行，对于秋季燥热较盛、火气上冲引起的鼻出血有效。

咳　嗽

妙方一 大蒜泥

〔材料〕紫皮大蒜 1 头。

〔做法〕紫皮大蒜去皮，捣成烂泥状。

［大夫叮嘱］每晚睡前洗足后，取黄豆大一块蒜泥，置于伤湿止痛膏中心，贴于两足底涌泉穴处（足底必须先涂上凡士林），次日早晨除去。如足底无不适感,可连敷 3～5 次。本方不论寒咳、燥咳，连贴 3～5 次，大多可愈。

妙方二 蒜糖水

［材料］大蒜 30 克，白糖适量。

［做法］将大蒜去皮，捣烂成泥状，调入适量凉开水并拌匀，10 小时后过滤，去渣取汁，调入白糖即可服用。

［大夫叮嘱］视年龄大小酌情增减用量。5 岁以上每次服 15 毫升，5 岁以下减半，每 2 小时服用 1 次。

妙方三 大蒜橘饼茶

［材料］紫皮大蒜 1 头，橘饼 1 块，白糖适量。

［做法］将紫皮大蒜、橘饼切碎，同放入锅中，加水适量，煮至 1～2 沸，过滤取汁，加入白糖拌匀。

［大夫叮嘱］本方具有抗菌消炎、理气化痰的功效。适用于急、慢性支气管炎所致的咳嗽、哮喘等。

妙方四 大蒜枇杷蜂蜜汤

［材料］大蒜 60 克，枇杷蜜适量。

［做法］先将大蒜剥皮、切碎，放入开水中浸泡 10 分钟左右，然后放入锅中蒸熟。取蒸熟的大蒜水，待其放至温热后再加入枇杷蜜，搅拌均匀即可饮用。

［大夫叮嘱］本方具有清肺泻热、化痰止咳的功效，对于肺热喘咳，以及胃热呕吐、烦热口渴都有疗效。

妙方五 大蒜百部马兜铃茶

〔材料〕大蒜 4 头，百部 6 克，马兜铃 6 克。

〔做法〕将上述材料洗净，放入锅中，加水适量，大火煮沸后改小火煮 15 分钟左右即可。

〔大夫叮嘱〕本方适用于小儿咳嗽。平时应注意加强对小儿的呵护及锻炼，增强小儿的免疫力。

泄 泻

妙方一 蒜酒

〔材料〕独头蒜 1 头，红糖、烧酒各适量。

〔做法〕将独头蒜去皮、洗净，放入锅中，加入红糖、烧酒，用小火煮沸即可。

〔大夫叮嘱〕待其温热时服用。本方具有祛风止泻的功效。适用于因感受风邪而恶风、自汗、头痛发热、泄泻如水等症。酒精过敏者不宜食用本品。

妙方二 大蒜头汤

〔材料〕大蒜 1 头。

〔做法〕先将大蒜烧成焦黄状，再放入锅中，加水适量，大火煮沸后改小火煮 10 ~ 15 分钟即可。

〔大夫叮嘱〕趁热饮用。本方具有健脾、消炎止泻的功效。适用于泄泻不止。

妙方三 大蒜敷脐泥

〔材料〕大蒜适量。

〔做法〕将大蒜去皮捣成泥状，敷于脐部，盖以纱布，胶布固定。

〔大夫叮嘱〕每日更换 1 次。本方适用于小儿因受寒着凉而引起的泄泻，症见泻下清稀、臭气不大、肠鸣腹痛等。

痢 疾

妙方一 大蒜糯米粥

〔材料〕紫皮大蒜 30 克（去皮），糯米 100 克。

〔做法〕锅中加水适量，用大火煮开，把紫皮大蒜放锅中煮过捞出，再放入糯米，按常法煮成稀粥。最后将捞出的大蒜重新放入粥内共煮。

〔大夫叮嘱〕本方具有温补脾肺、杀菌止痢的功效。适用于老年人虚寒痢疾，症见反复发作、迁延不愈、便下黏冻、腹部隐痛、四肢不温、食少神疲、面色萎黄、舌淡苔白、脉虚弱。

妙方二 蒜头汁

〔材料〕大蒜 2 头，红糖、白糖各少许。

〔做法〕将大蒜去皮、捣烂，加入开水，浸泡半日，去渣取汁，加入红糖、白糖并搅匀即可。

〔大夫叮嘱〕本方具有健脾开胃、解毒止痢的功效。非细菌性痢疾者慎用。痢疾急性期应禁食，或根据情况进食米汤、藕粉等容易消化的食物。适当饮果汁、盐开水。病情好转，可食米粥、菜末粥、龙须面等低脂、少渣、半流质食物。

妙方三 大蒜鸡蛋

〔材料〕独头大蒜2头，鸡蛋1枚。

〔做法〕将锅置火上烧热，独头大蒜放入锅中，鸡蛋打碎，浇在大蒜上，盖严，将独头大蒜焖熟即可。

〔大夫叮嘱〕空腹食用，泻止则停用。非细菌性痢疾者慎用本方。

妙方四 大蒜山楂汤

〔材料〕大蒜2头，炒山楂30克。

〔做法〕将上述材料洗净放入锅中，加水适量，大火煮沸后改小火煮10分钟左右即可。

〔大夫叮嘱〕本方泻止即停，不宜常服。

水 肿

妙方一 蒜茶乌鱼饮

〔材料〕松萝茶9克，独头蒜10头，乌鱼1尾（约250克）。

〔做法〕将乌鱼去肠洗净，把松萝茶、独头蒜放入鱼腹中，入锅，加水适量，大火煮沸后改小火煮熟即可。

〔大夫叮嘱〕食鱼饮汤。本方具有健脾、化瘀解毒、利水消肿的功效。适用于肝硬化及其他疾病引起的腹腔积液。水肿患者在饮食上应注意低盐饮食，必要时短期忌盐。

妙方二 大蒜西瓜饮

［材料］大蒜 100～150 克，西瓜 1 个。

［做法］将西瓜洗净，挖 1 个三角形洞，放入去皮大蒜，再用挖下的瓜皮盖好，盛入盘中，隔水蒸熟。

［大夫叮嘱］趁热饮汁。本方具有利水消肿、解毒的功效。适用于肝硬化和急慢性肾炎引起的水肿。

妙方三 黄鳝大蒜酒汤

［材料］黄鳝鱼 250 克，大蒜 1 头，酒 1 杯。

［做法］黄鳝鱼去肠洗净，与大蒜、酒共放入锅中，加水适量，大火煮沸后改小火煮熟即可。

［大夫叮嘱］本方乃民间验方，具有补虚、消痞、利水的功效。适用于肝硬化所致的腹腔积液，症见纳差、上腹胀满、乏力等。

妙方四 枣蒜花生汤

［材料］大枣 15 个，花生仁 100 克，大蒜 30 克，油 15 克。

［做法］将大蒜切片，炒锅放油，置火上，油热放入大蒜炒几下，倒入大枣、花生仁，加水适量，大火煮沸后改小火煮烂熟即可。

［大夫叮嘱］本方为经验方。适用于各种水肿症。

高血压

处方 大蒜拌黄瓜

［材料］黄瓜 500 克，大蒜 25 克，盐适量。

［做法］将黄瓜洗净，切成小块，用盐腌拌片刻，大蒜去皮后切成细末，与黄瓜一起拌匀即可。

［大夫叮嘱］本方具有清热解毒、利尿、降血压的功效，高血压患者可作为常食菜肴。

鼻 炎

妙方 大蒜油

［材料］大蒜 15 克，甘油 50 毫升。

［做法］将大蒜去皮，捣成泥状，加入凉开水。3 小时后滤去渣，加入甘油即成。

［大夫叮嘱］用棉球蘸药油塞入鼻内，每日 1 ~ 2 次。左右鼻孔交替使用。适用于急慢性鼻炎、鼻窦炎。

扁桃体炎

妙方一 大蒜糊

［材料］大蒜（紫皮者佳）适量。

［做法］将大蒜去皮捣烂如糊状。将蒜糊敷于双手虎口（合谷穴），用纱布固定 1 ~ 3 小时，以局部皮肤发痒为度。

［大夫叮嘱］皮肤过敏者慎用本方。

妙方二 蒜荷竹萝叶汁

［材料］大蒜 2 头，鲜荷叶 25 克，鲜竹叶 25 克，萝卜叶 50 克。

［做法］将上述材料洗净，沥干水分，用榨汁机榨取原汁，

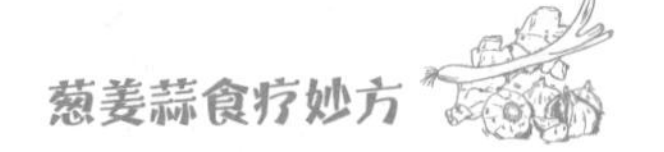

贮瓶备用。

［大夫叮嘱］用时含在口中，慢慢咽下，每日 2～3 次。本方具有清咽的功效。

牙　痛

妙方　热熨独头蒜

［材料］独头蒜 2～3 头。

［做法］将独头蒜去皮，放火上煨热。趁热切开，熨烫痛处。

［大夫叮嘱］蒜凉再换,可连续熨烫多次。本方具有消炎灭菌、解毒的功效。有龋齿的人牙痛时，把牙洞里的东西剔出来，塞进一点蒜，可以止痛防腐。注意防止烫伤。

腹　痛

妙方　醋浸大蒜

［材料］大蒜、醋各适量。

［做法］将大蒜去皮，放入瓶里，倒入醋浸泡 10 天即可。

［大夫叮嘱］每日食用 3～5 瓣。本方能祛寒止痛，适用于受寒腹痛。有胃溃疡或十二指肠溃疡者不宜食用。

中　风

妙方　蒜泥

［材料］大蒜 2 瓣。

［做法］将大蒜去皮，捣烂如泥状。

［大夫叮嘱］涂于患者牙根处。本方具有宣窍通闭的功效，适用于中风不语症。

痈 肿

妙方一 陈醋大蒜糊

［材料］陈醋、大蒜（去皮）各适量。

［做法］将大蒜捣烂，用醋调成糊状即可。

［大夫叮嘱］将糊敷于患处，每日敷 1 ~ 3 次。现捣现敷，直至痈肿消退为止。本方具有消肿解毒的功效。适用于一般痈肿及流行性腮腺炎（痄腮）。

妙方二 独头蒜拌香油

［材料］独头蒜 3 ~ 4 头，香油适量。

［做法］将独头蒜去皮捣烂，加入香油搅拌均匀即可。

［大夫叮嘱］涂抹在肿处，干则换掉再抹。本方适用于各种肿毒，皮肤有溃烂者禁用。

食管癌

妙方 蒜鲫鱼

［材料］活鲫鱼 1 尾，米汤、大蒜各适量。

［做法］鱼去肠杂，留鳞。大蒜切成细块，填入鱼腹，将鱼用纸包好，再用泥封住，晒干，炭火烧干，研成细末即可。

［大夫叮嘱］每次 3 克，用米汤送服，每日 3 次。本方具有解毒消肿、补虚的功效。适用于食管癌初期。

急性肾小球肾炎

妙方 瓜瓤芹菜蒜片汁

〔材料〕冬瓜瓤（去籽）60克，芹菜50克，大蒜片5克，蜂蜜适量。

〔做法〕将冬瓜瓤、芹菜洗净，沥干水分，切成小块，与蒜片一起用榨汁机榨取原汁，加入蜂蜜即可。

〔大夫叮嘱〕本方具有清热消炎、除湿利尿的功效。适用于急性肾小球肾炎。患者应注意防止受凉感冒，以免加重病情。

冻　疮

妙方一 大蒜片

〔材料〕生大蒜适量。

〔做法〕将生大蒜洗净，切成薄片。

〔大夫叮嘱〕在入冬前，用蒜片常擦患冻疮处。涂擦时，以皮肤微微发红为度。本方适用于冻疮的预防。

妙方二 大蒜液

〔材料〕新鲜紫皮独头蒜适量。

〔做法〕将新鲜紫皮独头蒜去皮捣烂后，放在烈日下暴晒1小时左右，待其变热后，取大蒜汁涂擦患过冻疮的皮肤。

〔大夫叮嘱〕每日3~4次，连涂4~5天。冬季日常应注意手部卫生和保暖。

妙方三 茄梗蒜梗洗液

［材料］茄子梗、蒜梗各适量。

［做法］将二者切碎，放入锅中，加水适量，大火煮沸后改小火煮20分钟左右。

［大夫叮嘱］洗烫患处，每晚1次。本方具有清热消肿的功效。适用于冻疮红肿、发痒。

癣

妙方一 生蒜泥

［材料］生大蒜适量。

［做法］将生大蒜洗净，晾干，捣成泥状。

［大夫叮嘱］将蒜泥薄敷1层于患处，每日更换1次。本方适用于足癣以及手癣、头癣。如果皮肤有溃烂，则禁用此方。

妙方二 大蒜油膏

［材料］大蒜适量，香油或凡士林软膏适量。

［做法］大蒜去皮、洗净、晾干，捣烂如泥状，调入香油或凡士林软膏。

［大夫叮嘱］先将患者头发剃去，再将大蒜油膏敷于患处，每日或隔日换药1次。本方具有杀菌驱虫、止痒的功效，适用于头癣。敷后有灼热感觉。注意如果使用本方效果不好，应及时就医。皮肤过敏者禁用。

钩虫病

妙方　蒜榧使君饮

〔材料〕大蒜、榧子（去壳）、使君子各 10 克。

〔做法〕将上述材料同放入锅中，加水适量，大火煮沸后改小火煮 20 分钟左右即可。

〔大夫叮嘱〕空腹服用。本方具有杀虫消积、润肠通便的功效。适用于钩虫病。服本方时不宜食用绿豆，以免影响疗效。有胃溃疡或十二指肠溃疡及泄泻者禁用。

铅中毒

妙方　生大蒜瓣

〔材料〕生大蒜 3 ~ 5 瓣。

〔做法〕将生大蒜瓣去皮洗净。

〔大夫叮嘱〕每日生吃 3 ~ 5 瓣。大蒜中的大蒜素具有与铅等重金属结合的能力，可以将它们转化为无毒的化合物。本方适用于铅中毒的预防，尤其适用于与高浓度铅接触者。

烫　伤

妙方　生大蒜泥

〔材料〕生大蒜。

〔做法〕将生大蒜洗净，晾干，捣碎成泥状，敷于患处即可。

〔大夫叮嘱〕视伤情换药，重者第 1 天可换 2 ~ 3 次，以后每天 1 次，一般 5 ~ 7 天伤处可愈合。本方可预防烫伤后细菌感染和伤后留下瘢痕。对水疱、脱皮等小面积轻度烫伤均有明显修复功能。皮肤过敏者慎用。烫伤较重者，应立即送医院救治。